바른자세
홈필라테스
92

들어가는 글

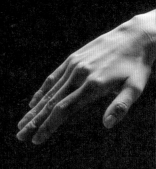

　조셉 필라테스(Joseph Pilates)가 '필라테스'를 고안한 시기는 대략 100년 전입니다. 그의 저서를 보면 건강을 돌보지 않는 당시 사람들의 생활을 염려하고, 본래의 건강을 되찾기 위한 운동의 필요성을 강하게 느꼈다는 사실이 담겨 있습니다.

　컴퓨터와 스마트폰이 보급되고 다양한 인터넷 서비스가 침투하는 등 갖가지 사회 환경 변화에 노출된 현시대에 비하면 당시에는 몸을 움직일 기회가 충분히 있었으리라 짐작되지만, 운동 부족에 대한 고민은 예나 지금이나 여전한 모양입니다.

　신체에 어떤 이상을 느꼈을 때, 그 부위만을 치료한다고 해서 모든 문제가 다 해결되는 것은 아닙니다. 예를 들어 허리 통증의 원인은 허리에만 있는 것이 아니라 호흡이나 스트레스의 영향을 받았을 가능성이 있습니다.

　조셉 필라테스는 건강에 '전신의 움직임(Whole Body Movement)'이 중요하다고 주장했습니다. 전신을 움직여 자극하면 신체·정신·마음이 조화를 이루게 되면서 진정한 의미에서의 건강을 얻을 수 있다는 것입니다.

　그는 전신을 균형 있게 조절하는 방법 중 하나로 '클래시컬 필라테스'를 창안했습니다. '클래시컬 필라테스'는 동작을 1번부터 순서대로 흐르듯 하는 것이 특징인데, 초보자에게 다소 어려운 동작도 있어 상급자에게 적당한 운동이라고 할 수 있습니다. 그래서 그의 제자들은 초보자를 위한 '프리 필라테스'를 고안했습니다. 이 책은 '프리 필라테스'와 '클래시컬 필라테스'를 모두 소개하여 초보자는 물론 중상급자도 활용할 수 있게 하였습니다.

　신체에는 강한 부위와 약한 부위가 있는데, 필라테스는 신체 모든 부위의 기능을 포괄적으로 끌어올리는 데 도움을 주기 때문에 같은 운동만을 반복할 게 아니라 여러 동작을 골고루 하는 것이 이상적입니다.

　다양한 운동을 통해 자신의 잘못된 습관이나 변형된 신체를 자각하는 것은 건강해지기 위한 첫걸음입니다. 필라테스로 여러분의 몸을 아름답고 건강하게 만들어보시길 바랍니다.

스가하라 준지

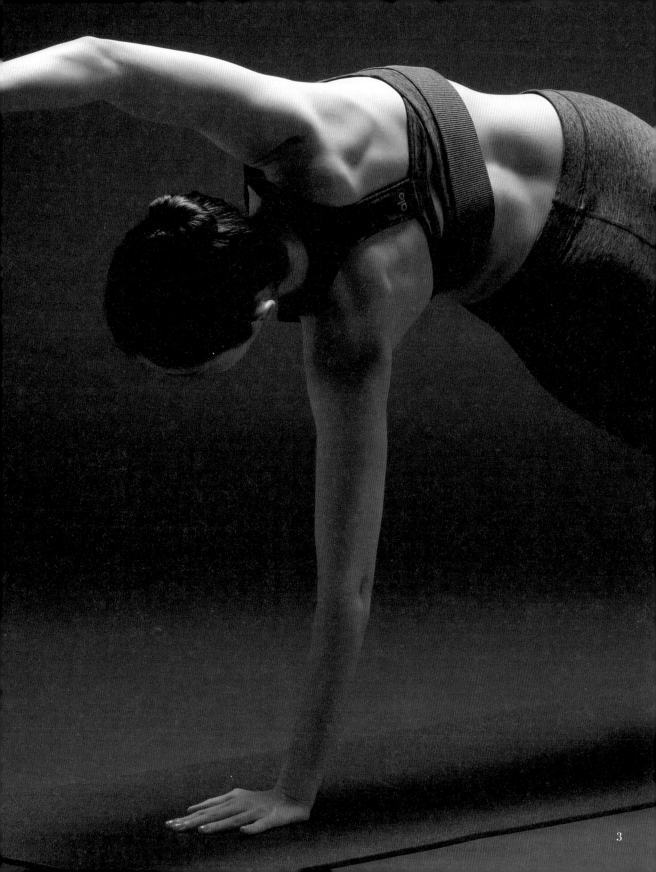

CONTENTS

1 필라테스 기초 지식 PILATES BASICS

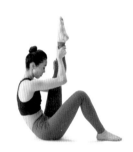

2 프리 필라테스 PRE PILATES

벽을 이용한 자세

바로 누운 자세

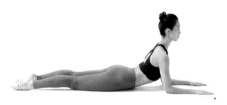

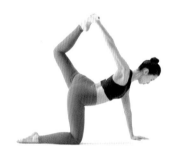

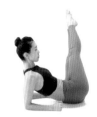

3 클래시컬 필라테스 CLASSICAL PILATES

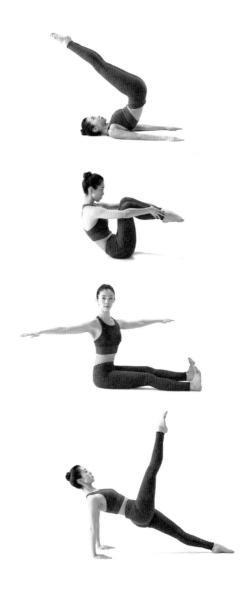

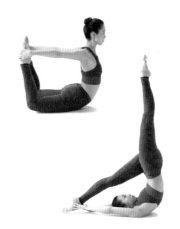

4 목적별 필라테스 프로그램 *PROGRAM BY PURPOSE*

COLUMN

이 책의 사용법

왼쪽 페이지에는 운동의 목적과 주의해야 할 포인트를 설명하고,
오른쪽 페이지에는 동작의 순서와 자세를 설명합니다.

타이틀
운동 명칭과 포인트를
소개한다.

순서
동작 순서를 사진과 함께
설명한다.

카테고리
2장 '프리 필라테스'와 3장 '클래시컬 필라테스'
로 나누고, 2장 '프리 필라테스'는 자세별(벽/바
로 누운 자세/엎드린 자세/옆으로 향한 자세/네
발 기기 자세/앉은 자세/선 자세)로 분류한다.

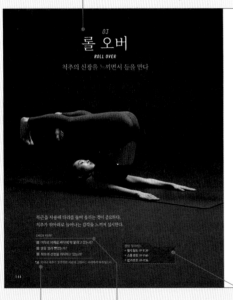

CHECK POINT
동작을 정확히 수행하기 위해
확인해야 할 포인트다.

관련 필라테스
2장 '프리 필라테스'에는 추천하는
유사 운동을 제시하고, 3장 '클래
시컬 필라테스'에는 연습에 최적인
운동을 제시한다.

응용 동작
운동의 난이도나 방법을 변형
한 동작을 소개한다.

주의
이에 해당하는 사람은 해
당 동작을 무리해서 하지
않도록 주의한다.

안전을 위한 주의 사항
● 임산부, 지병이 있는 사람, 통원 치료를 받고 있는 사람은 반드시 의사의 허가를 받고 한다.
● 컨디션이 나쁠 때나 다쳤을 때는 무리해서 하지 않는다.
● 운동 중에 통증이나 불쾌감을 느낀다면 곧바로 중단한다.

1

필라테스 기초 지식
PILATES BASICS

필라테스의 목적과 기본 동작, 호흡법 등
운동을 시작하기 전에 알아두면 좋은
기초 지식을 살펴보겠습니다.
기본을 알고 몸을 움직이면
운동 효과를 더욱 높일 수 있습니다.

필라테스에 대하여

건강 증진과 체형 유지를 도와주는 운동으로 큰 인기를 끌고 있는 필라테스.
필라테스는 어떤 효과가 있을까요?

필라테스란 무엇인가

'필라테스'란 독일인 조셉 필라테스(Joseph Pilates)가 고안한 운동이다. 평생 아프지 않고 건강한 심신을 위해 그가 가장 중시한 것은 바로 '자세'다. 그는 언제 어디서든 바른 자세를 유지할 수 있는 몸을 만들 수만 있다면 모든 건강 문제를 해결할 수 있으리라 여겼고, 이에 독자적인 운동을 다수 창안해 체계화시켰다.

이 책에서 소개할 필라테스는 바닥에서 하는 '매트 필라테스[※]'다. 매트 필라테스의 장점은 초보자도 부담 없이 시작할 수 있는데다 부상의 위험도 거의 없고 매트 한 장만 있으면 자신이 원하는 장소에서 손쉽게 할 수 있다는 것이다.

내 몸은 나와 함께 한평생 살아가야 한다. 어떤 부위에 통증이나 피로감이 있다면 몸과 마음에 악영향을 끼칠 수 있기에, 자기 몸 상태를 충분히 알고 스스로 조절하는 것이 무엇보다 중요하다. 필라테스를 생활화하면 자신의 몸을 무리하지 않는 선에서 효율적으로 가꿔나갈 수 있다.

※ 매트 필라테스는 척추 등의 뼈 부위가 바닥에 닿는 동작이 많으므로 운동용 매트를 바닥에 깔고 한다.

필라테스의 효과

일상생활을 하다 보면 자신도 모르게 나쁜 자세나 잘못된 걸음걸이가 몸에 배게 마련인데, 그러면 신체 기능이 저하되어 우리 몸을 바르게 사용할 수 없게 된다. **그런 신체를 원 상태로 되돌리고 올바른 방향으로 이끌어주는 것이 바로 필라테스의 역할**이다.

필라테스를 꾸준히 하면 자세가 좋아져 어깨나 허리 주변의 부담이 줄어들 뿐만 아니라 체간이 안정화되어 몸의 움직임도 한결 가뿐해진다. 또한, 호흡이 원활해져 내장 기능도 좋아진다.

인간이 본래 가지고 있던 기능을 되찾음으로써 '결림이나 통증이 사라졌다' '걸을 때 편안하다' '쉽게 피로해지지 않는다' 등의 효과를 몸소 실감하면 이는 곧 자신감 향상으로 연결되어 무슨 일이든 도전하고자 하는 의욕이 샘솟게 될 것이다. 필라테스를 통해 얻을 수 있는 것은 이처럼 건강하고 활기찬 심신이다.

필라테스를 처음 시작하는 사람은 우선 '**프리 필라테스(Pre Pilates)**'로 움직임을 이해한 다음 동작이 익숙해지면 조셉 필라테스가 고안한 '**클래시컬 필라테스(Classical Pilates)**'를 하길 권한다.

필라테스는 이런 사람에게 추천!

- ☐ 자세가 나쁜 사람
- ☐ 체형 변형이 신경 쓰이는 사람
- ☐ 목이나 어깨 결림, 허리 당김이 걱정되는 사람
- ☐ 체력이 떨어지거나 쉽게 피로감을 느끼는 사람
- ☐ 변비나 냉한 체질로 고민인 사람
- ☐ 살이 잘 안 빠지는 사람
- ☐ 스포츠 능력을 높이고 싶은 사람
- ☐ 쉽게 다치는 사람

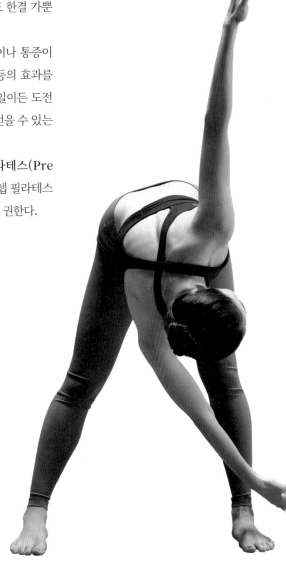

필라테스에서 중요한
3가지 포인트

필라테스는 '자세', 자세 유지와 관련된 '척추' 및 '코어'가 중요합니다.
운동을 정확히 수행하려면 이 3가지를 의식해야 합니다.

자세

오리 궁둥이, 새우등, 짝다리 같은 자세를 어느새 습관처럼 하고 있진 않은가? 자세가 나쁘면 어깨 결림이나 허리 통증을 일으킬 뿐만 아니라 호흡이 얕아지거나 어깨관절과 고관절의 가동 범위가 좁아지는 등 신체에 여러 가지 악영향을 끼친다. **따라서 몸에 부담을 주지 않고 효율적으로 움직이기 위해서는 올바른 자세가 중요**하다.

귀, 어깨, 고관절, 무릎, 발목이
일직선상에 있다.

바른 자세

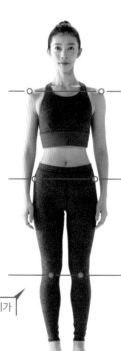
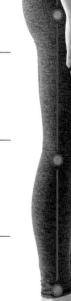

어깨, 골반, 무릎의 높이가
수평을 이룬다.

척추

좋은 자세와 나쁜 자세를 결정짓는 것은 척추의 정렬이다. 척추는 여러 개의 작은 뼈(척추뼈)가 블록처럼 쌓여 있다. 목(경추)과 허리(요추)는 앞쪽 커브, 등(흉추)은 뒤쪽 커브이며 부드러운 S자 형태를 띠고 있다. 이 S자 커브를 유지하지 못하면 아래의 사진처럼 자세가 나빠진다.

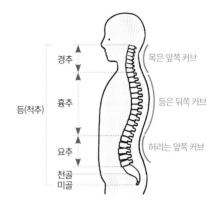

경추 · 목은 앞쪽 커브
흉추 · 등은 뒤쪽 커브
등(척추)
요추 · 허리는 앞쪽 커브
천골
미골

나쁜 자세

[요추 전만 타입] [스웨이백 타입]

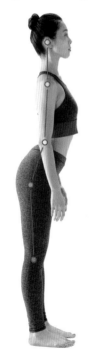 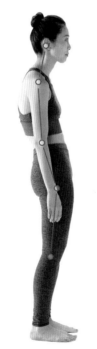

허리 커브가 심해
배가 앞으로 나와 있다.

아랫배가 앞으로 나오고
등이 굽어 있다.

코어

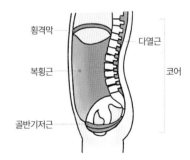

횡격막
복횡근
골반기저근
다열근
코어

척추의 S자 커브를 유지하는 데 있어 중요한 것은 '코어(Core)'다. '코어 유닛', '파워하우스'로도 불리는 코어는 갈비뼈 밑에서부터 골반에 걸친 복부 전체를 이르며 특히 속근육을 일컫는다. 속근육은 횡격막, 골반기저근, 다열근, 복횡근으로 구성되어 있다. 또한, 그 바깥쪽으로는 겉근육이 있는데 이는 속근육과 협력하며 움직인다. 코어를 단련하면 척추의 약한 부위를 보강할 수 있고, 바른 자세를 유지하기 쉬워진다.

필라테스 기본 동작

필라테스의 주요 움직임을 잘 익히면
운동의 질을 높일 수 있습니다. 몸을 움직여 습관화해 보세요.

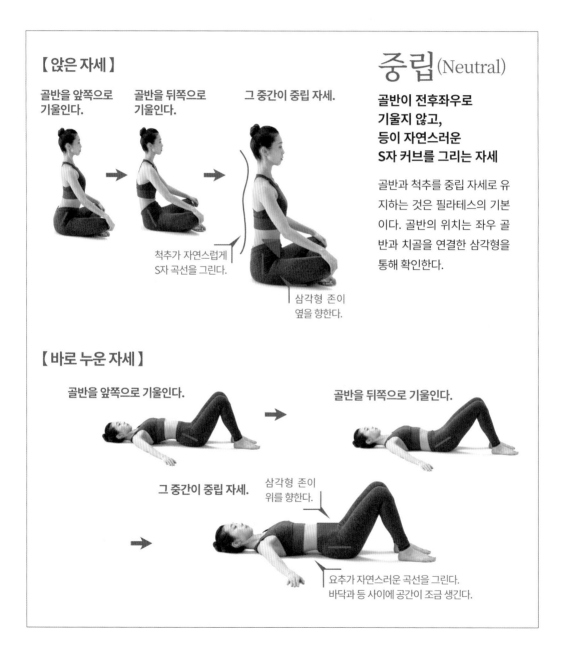

【 앉은 자세 】

골반을 앞쪽으로
기울인다.

골반을 뒤쪽으로
기울인다.

그 중간이 중립 자세.

척추가 자연스럽게
S자 곡선을 그린다.

삼각형 존이
옆을 향한다.

중립(Neutral)

**골반이 전후좌우로
기울지 않고,
등이 자연스러운
S자 커브를 그리는 자세**

골반과 척추를 중립 자세로 유
지하는 것은 필라테스의 기본
이다. 골반의 위치는 좌우 골
반과 치골을 연결한 삼각형을
통해 확인한다.

【 바로 누운 자세 】

골반을 앞쪽으로 기울인다.

골반을 뒤쪽으로 기울인다.

그 중간이 중립 자세.

삼각형 존이
위를 향한다.

요추가 자연스러운 곡선을 그린다.
바닥과 등 사이에 공간이 조금 생긴다.

임프린트
(Imprint)

**등을 바닥에 누르는 느낌으로
누운 자세**

임프린트 자세는 바로 누운 자
세에서 운동할 때 중요하다. 감
각을 익힐 때는 사진과 같이 손
끝을 각 부위에 대고, 해당 부위
의 뒤쪽에 있는 등뼈를 바닥 쪽
으로 눌러 준다. 다양한 위치에
서 시도해보자.

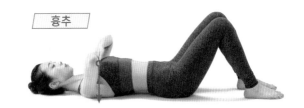

흉추

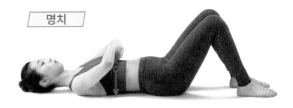

명치

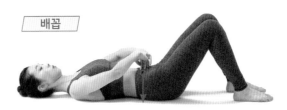

배꼽

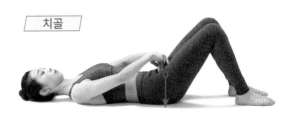

치골

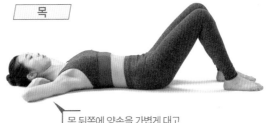

목

목 뒤쪽에 양손을 가볍게 대고
경추가 손 위로 떨어진다는 느낌으로 누른다.

15

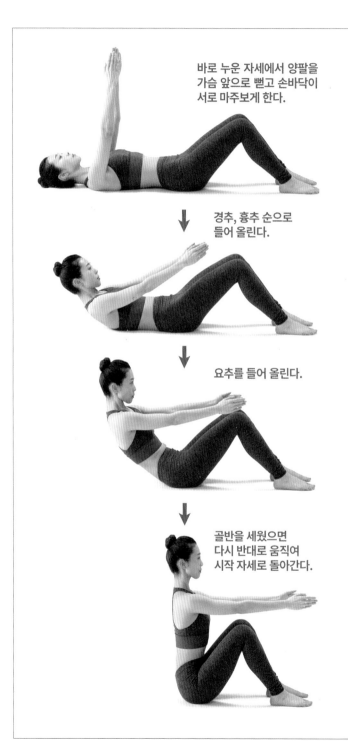

바로 누운 자세에서 양팔을 가슴 앞으로 뻗고 손바닥이 서로 마주보게 한다.

경추, 흉추 순으로 들어 올린다.

요추를 들어 올린다.

골반을 세웠으면 다시 반대로 움직여 시작 자세로 돌아간다.

분절
(Articulation)

척추뼈 하나하나를 움직이는 동작

등 위에서부터 아래까지 척추뼈 하나하나가 움직일 수 있도록 유연성을 유지하는 것이 중요하다. 등과 매트가 닿는 감각을 중시하면서 등을 구부렸다 펴는 동작을 한다.

신장
(Elongation)

척추를 길게 늘이는 동작

서거나 앉은 상태에서 바른 자세를 유지하려면, 중력과 체중으로 인한 하중에 대항하는 몸 위쪽의 힘이 필요하다. 따라서 척추를 신장시키는 감각은 운동에서 매우 중요하다.

【앉은 자세】

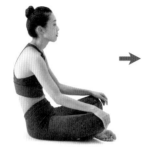 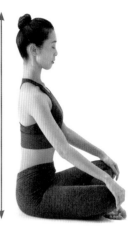

좌골을 바닥에 대고 책상다리를 한 상태로 앉은 다음 몸에 힘을 뺀다.

머리와 좌골을 서로 당기는 느낌으로 척추를 길게 늘인다.

【바로 누운 자세】

바로 누운 자세에서 양팔을 가슴 앞으로 뻗고 손바닥은 다리 쪽을 바라보게 한다.
무릎과 고관절은 직각을 이루도록 굽히고 발끝을 편 다음 척추를 이완한다.

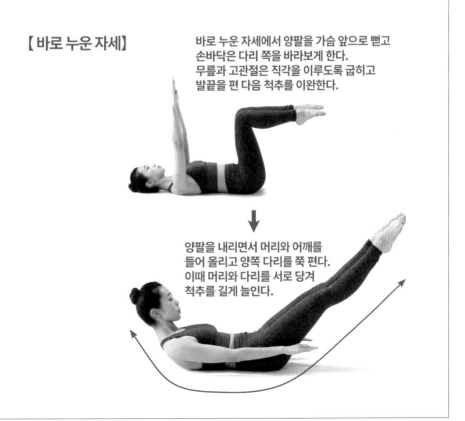

양팔을 내리면서 머리와 어깨를 들어 올리고 양쪽 다리를 쭉 편다.
이때 머리와 다리를 서로 당겨 척추를 길게 늘인다.

필라테스 호흡법

깊이 호흡하는 몸을 만들기 위해
몇 가지 호흡법을 배워보겠습니다.
호흡할 때는 폐에서 공기를 쥐어짜듯
숨을 완전히 내쉬는 것이 포인트입니다.

MEMO

● 호흡은 코로 들이마시고 입으로 내
쉬는 것이 기본. 코로 들이마시고 코
로 내쉬는 방법도 있다.

● 다양한 자세에서 해보면 호흡의 차
이를 느낄 수 있다.

● 10회를 목표로 한다.

배 호흡

횡격막을 위아래로 움직여서 하는 호흡법이다.
숨을 들이마시면 배가 볼록해지고, 숨을 내쉬면 배가 홀쭉해진다.
이 호흡을 반복하면 횡격막과 복강(횡격막 아래 공간)의 긴장이 완화되어 움직임이 쉬워진다.

【 바로 누운 자세 】

숨을 들이마시면 배가 볼록해진다.

숨을 내쉬면 배가 홀쭉해진다.

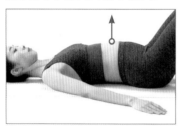
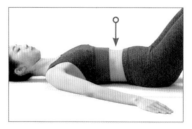

【 선 자세 】

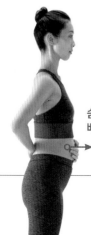
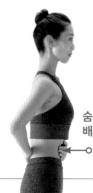

숨을 들이마시면
배가 볼록해진다.

숨을 내쉬면
배가 홀쭉해진다.

가슴 호흡

흉곽(가슴을 에워싼 골격)을 넓혔다 좁혔다 하는 호흡법이다.
숨을 들이마시면 가슴이 부풀어 오르고, 숨을 내쉬면 가슴이 오그라든다.
흉곽이 넓어지면 폐에 공기가 들어가기 쉬워진다.

【 바로 누운 자세 】

숨을 들이마시면 가슴이 넓어진다.   숨을 내쉬면 가슴이 좁아진다.

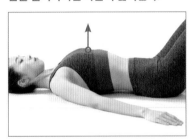   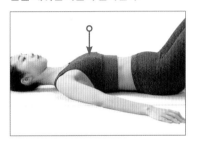

【 앉은 자세 】

숨을 들이마시면 가슴이 넓어진다.   숨을 내쉬면 가슴이 좁아진다.

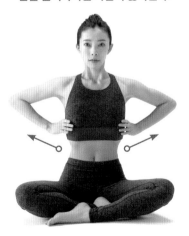   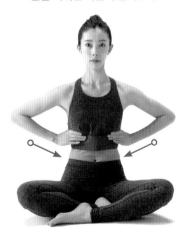

등 호흡

등 전체에 공기를 불어 넣는 듯한 느낌의 호흡법이다.
등을 둥글게 만 상태에서 심호흡을 반복한다.
등 쪽은 그리 확장되지 않지만, 의식하는 것이 중요하다.

【 네발 기기 자세 】

네발 기기 자세를 한다.

등을 둥글게 만 자세로 호흡하며
등이 확장되는 것을 느낀다.

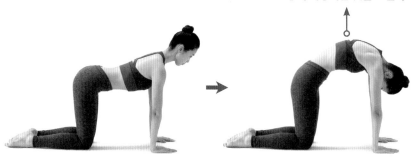

【 선 자세 】

서서 팔을 벌린다.

팔을 앞으로 뻗어
등을 둥글게 만 자세로 호흡하며
등이 확장되는 것을 느낀다.

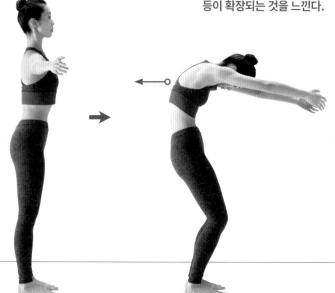

옆구리 호흡

한쪽 옆구리에 공기를 넣는 듯한 느낌의 호흡법이다.
선 자세에서 몸을 옆으로 살짝 기울이면
흉곽이 넓어졌다 좁아지는 것을 느끼기 쉬워진다.

【 앉은 자세 】

숨을 들이마시면 흉곽이 넓어진다.

숨을 내쉬면 흉곽이 좁아진다.

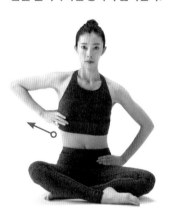
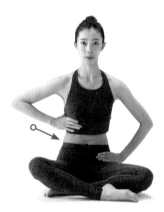

【 선 자세 】

숨을 들이마시면
흉곽이 넓어진다.

숨을 내쉬면
흉곽이 좁아진다.

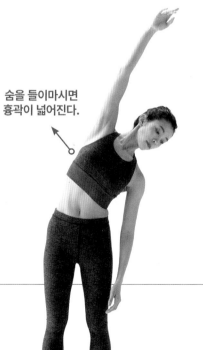
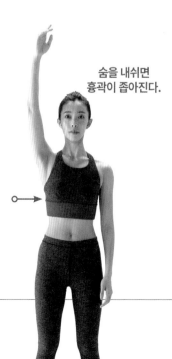

필라테스 시작 자세

운동할 때는 시작 자세를 정확히 잡는 것이 중요합니다.
각 자세에서 의식해야 할 포인트를 정리했으니 참고하세요.

바로 누운 자세

등을 바닥에 대고 바로 눕는다.
골반을 중립으로 배치하고 천장과 평행하게 둔다.
허리는 자연스러운 곡선을 그리도록 하고
등을 신장시킨다.
무릎을 굽힐 때는 발을 주먹 하나 너비만큼 벌린다.

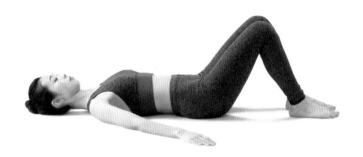

엎드려 누운 자세

배를 바닥에 대고 엎드린다.
골반을 중립으로 배치하고 천장과 평행하게
둔 상태에서 치골을 바닥에 누른다.
척추는 자연스러운 S자 곡선을 그리도록 하고
등을 신장시킨다.

옆으로 누운 자세

신체 정면이 벽을 향하도록 옆으로 눕는다.
골반을 중립으로 배치하고 벽과 평행하게 둔다.
골반부터 척추를 쭉 펴 자연스러운 S자 곡선을
만들고 등을 신장시킨다.

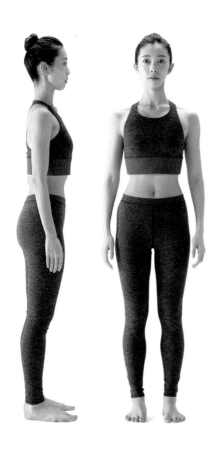

앉은 자세

좌골을 바닥에 대고 책상다리를 하고 앉는다.
골반을 중립으로 배치하고 벽과 평행하게 둔다.
골반부터 척추를 쭉 펴 자연스러운 S자 곡선을
만들고 등을 신장시킨다.

무릎 서기 자세

상체가 벽과 평행하게 무릎으로 선다.
골반을 중립으로 배치하고 벽과 평행하게 둔다.
골반부터 척추를 쭉 펴 자연스러운 S자 곡선을
만들고 등을 신장시킨다.

선 자세

발을 허리 너비(골반 너비)만큼 벌리고 바로 선다.
골반을 중립으로 배치하고 벽과 평행하게 둔다.
골반부터 척추를 쭉 펴 자연스러운 S자 곡선을
만들고 등을 신장시킨다.

네발 기기 자세

손과 무릎을 바닥에 대고 네발 기기 자세를 만든다.
어깨 바로 밑에 손을 두고 고관절 바로 밑에 무릎이 오도록 한다.
골반을 중립으로 배치하고 바닥과 평행하게 둔다.
척추는 자연스러운 S자 곡선을 그리도록 하고
등을 신장시킨다.

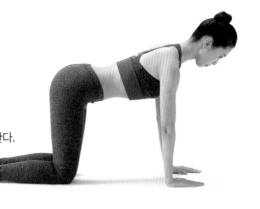

운동의 질을 높이는
7가지 포인트

필라테스를 할 때는 단순히 몸을 움직이는 데서 그치지 말고
다음 7가지 포인트를 의식하면서 해야 합니다.
이를 의식하면 몸의 사소한 상태와 변화 등 다양한 감각을 느낄 수 있습니다.

호흡
항상 호흡을 의식하며
운동한다.
호흡에 맞춰 몸을 움직이는
것이 중요하다.

조절
올바른 자세를
머릿속으로 이해하고
이미지화한 대로
몸을 움직인다.

집중
정확한 호흡과 동작을
수행하기 위해 집중하고
신체의 소리에
귀를 기울인다.

흐름과 리듬
호흡에 맞춰
부드럽고
리드미컬하게
움직인다.

센터링
신체 중심이 되는
코어와 축을
의식하면서
몸을 움직인다.

정확성
올바른 자세가 되도록
신경쓴다.
정확한 동작은
운동 효과를 높인다.

이완
무리하지 않고
필요한 만큼만 힘을 쓴다.
긴장과 이완의 균형이
중요하다.

2

프리 필라테스
PRE PILATES

필라테스에서 기초가 되는 동작을
자세별로 소개합니다.
프리 필라테스 동작을 정확히 마스터하면
필라테스 고유의 신체 사용법을 터득할 수 있습니다.
준비 운동으로도 추천합니다.

인치웜
INCHWORM

벌레가 꾸물꾸물 기어가듯 발을 움직인다

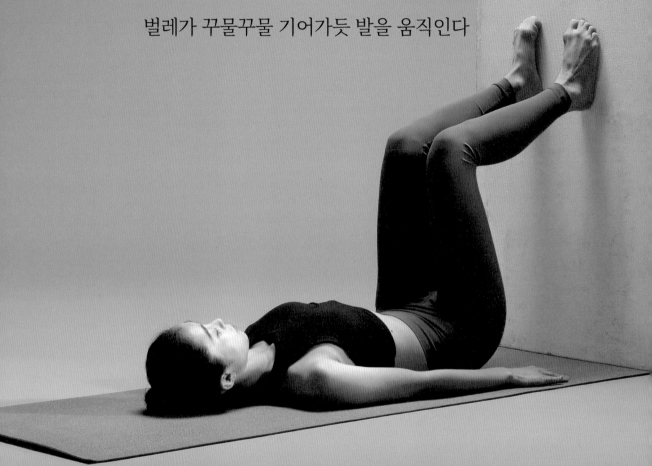

발로 벽을 움켜잡듯 하여 위아래로 움직인다.
발바닥과 발가락의 유연성을 기르는 운동이다.

CHECK POINT

- [ ] 발을 확실히 움직이고 있는가?
- [ ] 발바닥 전체를 사용하고 있는가?
- [ ] 상체에 힘이 들어가 있진 않은가?

관련 필라테스
- 풋 사이드 투 사이드 ▶▶ P.122
- 워킹 ▶▶ P.128
- 겟 업 ▶▶ P.136

벽을 이용한 자세

바로 누운 자세

엎드린 자세

옆으로 향한 자세

네발기기 자세

앉은 자세

선 자세

CLASSICAL

인치웜

1

등을 바닥에 대고 바로 눕는다. 양팔은 몸 옆에 길게 뻗고 손바닥을 바닥에 댄다. 무릎과 고관절은 직각을 이루도록 굽히고 발바닥을 벽에 붙인다. 양발은 주먹 하나 너비만큼 벌린다.

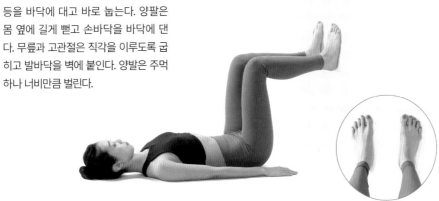

2

발바닥과 발가락을 폈다 오므렸다 하면서 발의 힘으로 천천히 벽을 오른다. 무릎이 다 펴지면 다시 발바닥과 발가락을 폈다 오므렸다 하면서 1로 돌아간다. 5회 반복한다.

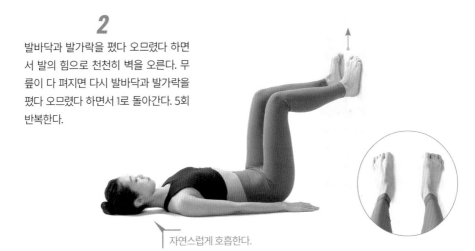

자연스럽게 호흡한다.

27

스네이킹
SNAKING

뱀이 기어가듯 양발을 지그재그로 움직인다

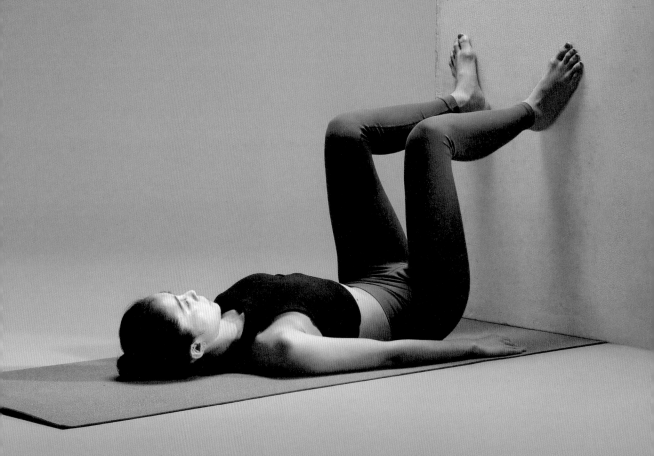

고관절의 사용을 의식하면서 양발을 안쪽, 바깥쪽으로 움직인다.
고관절 주위 근육을 자극해 움직임을 좋게 한다.

CHECK POINT
- 고관절의 움직임을 의식하고 있는가?
- 발바닥이 벽에 제대로 닿았는가?
- 상체에 힘이 들어가 있진 않은가?

관련 필라테스
- 클램 ▶▶ P.76
- 파세 ▶▶ P.80
- 그랑 플리에 ▶▶ P.130

벽을 이용한 자세

바로 누운 자세

엎드린 자세

옆으로 향한 자세

네발기기 자세

앉은 자세

선 자세

CLASSICAL 스네이킹

1

등을 바닥에 대고 바로 눕는다. 양팔은 몸 옆에 길게 뻗고 손바닥을 바닥에 댄다. 무릎과 고관절은 직각을 이루도록 굽히고 다리를 모아 발바닥을 벽에 붙인다.

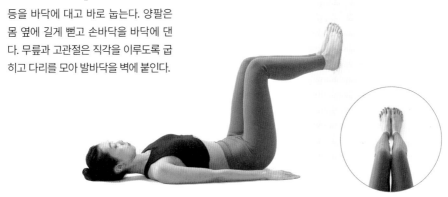

2

뒤꿈치를 바깥쪽으로 벌린다.

발목이나 무릎은 움직이지 말고 고관절을 움직여 뒤꿈치를 벌린다.

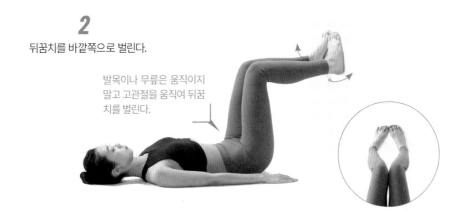

3

뒤꿈치는 그대로 두고 고관절을 움직여 발끝을 바깥쪽으로 벌린다. 2와 3을 반복하면서 다리를 최대한 좌우로 벌린다. 다시 반대 방향으로 움직이면서 1로 돌아간다. 5회 반복한다.

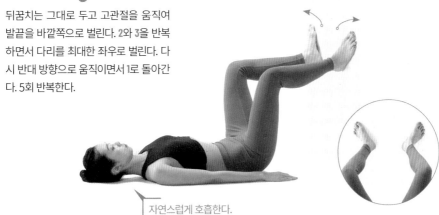

자연스럽게 호흡한다.

펠빅 틸트

PELVIC TILT

골반을 부드럽게 물결치듯 살랑살랑 움직인다

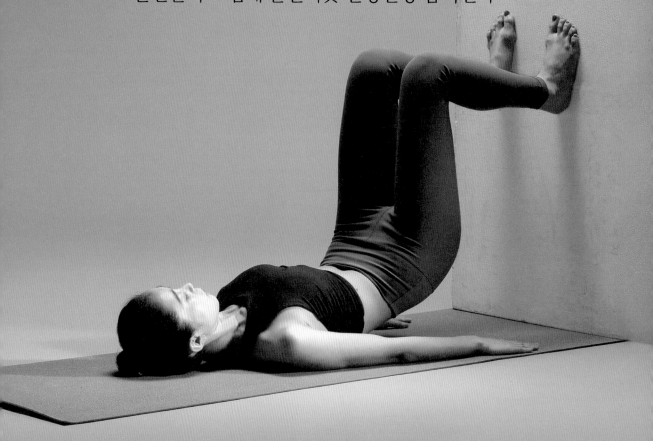

딱딱하게 굳기 쉬운 허리뼈, 골반, 고관절을 유연하게 한다.
허벅지 근육도 의식하면서 작게 동작한다.

CHECK POINT

- [ ] 골반의 미세한 움직임이 느껴지는가?
- [ ] 허벅지 뒤쪽 근육(햄스트링)을 사용하고 있는가?
- [ ] 상체에 힘이 들어가 있진 않은가?

관련 필라테스

- 후레이 브릿지 ▶▶ P.34
- 헤드 롤 업 ▶▶ P.42
- 힙 리프트 ▶▶ P.56

벽을 이용한 자세

바로 누운 자세

엎드린 자세

옆으로 향한 자세

네발기기 자세

앉은 자세

선 자세

CLASSICAL

펠빅 틸트

1

등을 바닥에 대고 바로 눕는다. 양팔은 몸 옆에 길게 뻗고 손바닥을 바닥에 댄다. 무릎과 고관절은 직각을 이루도록 굽히고 발바닥을 벽에 붙인다. 양발은 주먹 하나 너비만큼 벌린다. 숨을 들이마시며 준비한다.

2

숨을 내쉬면서 등을 바닥에 꾹 눌러주고 치골부터 서서히 골반을 뒤로 기울여 바닥에서 엉덩이를 살짝 들어 올린다. 다시 숨을 들이마시며 1로 돌아간다. 5회 반복한다.

응용 동작

엉덩이를 높게 들어 올리면 복근이나 허벅지 뒤쪽 근육, 엉덩이 근육을 강화할 수 있다. 골반을 뒤로 기울여 엉덩이를 들어 올린 다음 제자리로 돌아온다. 5회 반복한다.

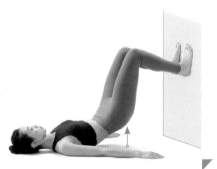

어퍼 백 컬

UPPER BACK CURL

발로 벽을 밀면서 가슴을 둥글게 말아 등을 쭉 늘인다

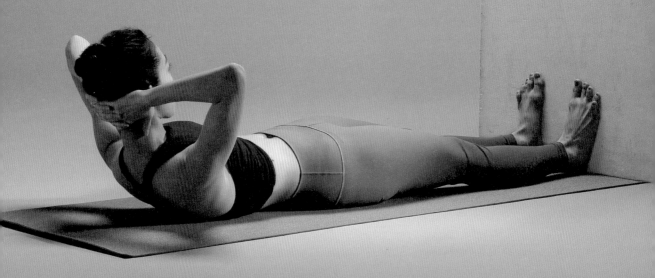

척추의 유연성을 향상시키는 운동이다.
가슴을 둥글게 말아 올리고, 발로 벽을 밀어 척추를 늘인다.

CHECK POINT

- 발바닥으로 벽을 밀고 있는가?
- 목이 아닌 가슴을 말아 올렸는가?
- 척추의 신장이 느껴지는가?

관련 필라테스
- 헤드 롤 업 ▶▶ P.42
- 업 스트레치 ▶▶ P.100
- 하프 롤 다운 ▶▶ P.132

벽을 이용한 자세

바로 누운 자세

엎드린 자세

옆으로 향한 자세

네발기기 자세

앉은 자세

선 자세

CLASSICAL

어퍼 백 컬

1

등을 바닥에 대고 바로 눕는다. 양손을 머리 뒤로 깍지 끼고 가슴을 편다. 발바닥을 벽에 붙이고 양발은 주먹 하나 너비만큼 벌린다. 숨을 들이마시며 준비한다.

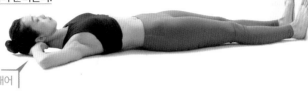

엄지손가락을 목에 대어
목을 지지한다.

2

숨을 모두 내쉬면서 목과 어깨를 천천히 들어 가슴을 둥글게 말아 올린다. 다시 숨을 들이마시며 1로 돌아간다. 5회 반복한다.

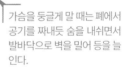

가슴을 둥글게 말 때는 폐에서
공기를 짜내듯 숨을 내쉬면서
발바닥으로 벽을 밀어 등을 늘
인다.

응용 동작

다리를 꼬면 척추의 유연성이 더욱 좋아진다. 다리를 교차하고 머리와 어깨를 들어 가슴을 둥글게 말아 올린 다음 시작 자세로 돌아간다. 다리를 번갈아 교차하며 5회씩 실시한다. 이 동작을 한 다음 위 운동을 다시 하면 동작이 한결 쉽게 느껴질 것이다.

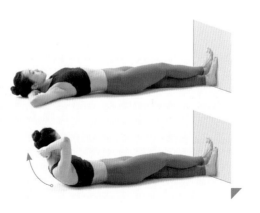

33

후레이 브릿지

HOORAY BRIDGE

꼬리뼈부터 순차적으로 들어 올려 몸을 일직선으로 만든다

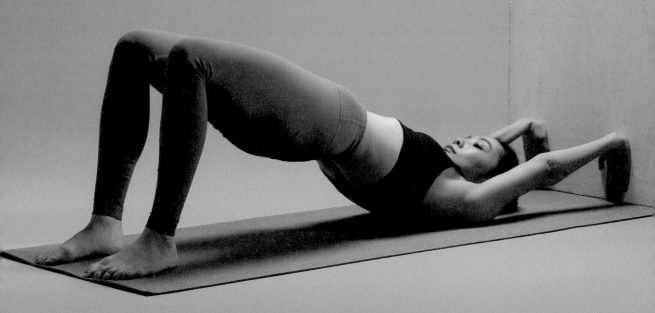

척추뼈 하나하나를 부드럽게 움직인다.
엉덩이와 허벅지 뒤쪽 근육도 강화할 수 있다.

CHECK POINT

- 척추의 움직임을 의식하고 있는가?
- 손으로 벽을 밀고 있는가?
- 엉덩이를 들어 올릴 때 갈비뼈가 벌어지진 않는가?

관련 필라테스
- 힙 리프트 ▶▶ P.56
- 숄더 무브먼트 ▶▶ P.108
- 리버스 플랭크 ▶▶ P.118

벽을 이용한 자세

바로 누운 자세

엎드린 자세

옆으로 향한 자세

네발기기 자세

앉은 자세

선 자세

CLASSICAL

후레이 브릿지

1

무릎을 굽혀 등을 바닥에 대고 바로 눕는다. 양팔은 귀 옆으로 뻗고 손끝이 아래를 향하게 해서 손바닥을 벽에 댄다. 양발은 주먹 하나 너비만큼 벌린다. 숨을 들이마시며 준비한다.

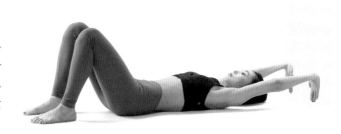

2

숨을 내쉬면서 치골부터 천천히 골반을 들어 올린다.

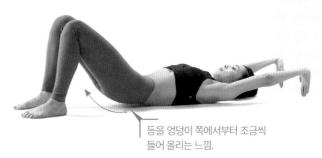

등을 엉덩이 쪽에서부터 조금씩 들어 올리는 느낌.

3

계속해서 숨을 모두 내쉬며 엉덩이와 등을 좀 더 들어 올린다. 다시 숨을 들이마시면서 등을 조금씩 바닥에 내려놓으며 1로 돌아간다. 5회 반복한다.

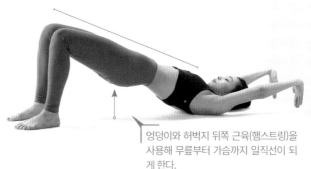

엉덩이와 허벅지 뒤쪽 근육(햄스트링)을 사용해 무릎부터 가슴까지 일직선이 되게 한다.

응용 동작

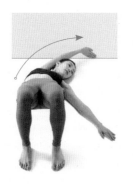

한 손으로 하면 척추의 움직임이 더욱 좋아진다. 무릎을 굽혀 등을 바닥에 대고 바로 누운 자세에서 한 손을 옆으로 비스듬히 뻗어 벽에 댄다. 몸이 기울어지지 않게 자세를 유지하면서 골반과 등을 들어 올린 뒤 원위치로 돌아간다. 좌우 각 5회씩 반복한다. 이 동작을 하고 나서 위 운동을 다시 하면 동작이 한결 쉽게 느껴질 것이다.

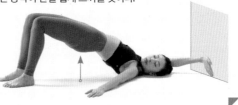

어브덕션

ABDUCTION

발바닥을 자석처럼 벽에 찰싹 붙이고 움직인다

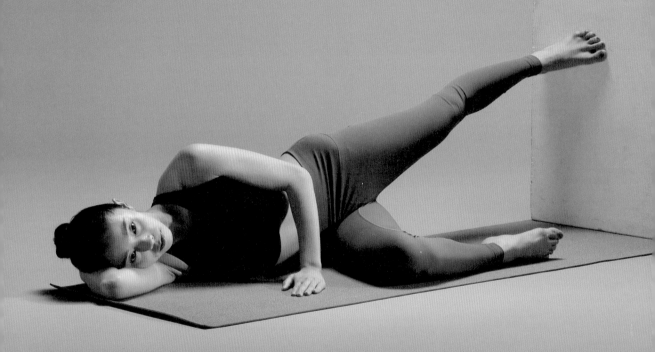

골반의 위치를 유지하면서 다리를 위아래로 움직인다.
고관절의 움직임을 좋게 하고 엉덩이 근육(특히 중둔근)을 강화한다.

CHECK POINT

- 골반이 계속 옆을 향하고 있는가?
- 고관절의 움직임을 의식하고 있는가?
- 발바닥이 벽에서 떨어져 있진 않은가?

관련 필라테스
- 프리 사이드 킥 ▶ P.78
- 파세 ▶ P.80
- 사이드 플랭크 ▶ P.86

벽을 이용한 자세

바로 누운 자세

엎드린 자세

옆으로 향한 자세

네 발 기 기 자세

앉은 자세

선 자세

CLASSICAL

어 브 덕 션

1

옆으로 눕는다. 아래쪽 팔꿈치를 굽혀 머리에 대고 위쪽 손을 몸 앞에 둔다. 아래쪽 무릎을 직각으로 굽히고 위쪽 다리는 곧게 펴서 발바닥을 벽에 붙인다. 숨을 <u>들이마시며 준비한다.</u>

골반은 바로 옆을 향한다. 몸이 흔들리지 않도록 손바닥으로 바닥을 누른다.

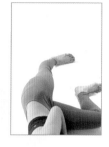

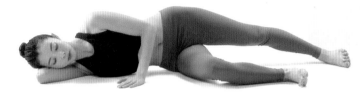

2

숨을 모두 내쉬면서 벽을 따라 위쪽 다리를 들어 올린다. 다시 숨을 들이마시며 1로 돌아간다. 5회 반복하고 반대쪽도 똑같이 한다.

발바닥이 벽에서 아슬아슬하게 떨어지지 않는 위치까지 미끄러뜨린다.

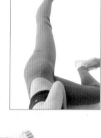

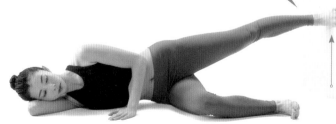

어덕션
ADDUCTION

허벅지 안쪽 근육을 사용해 발바닥을 벽에 미끄러뜨린다

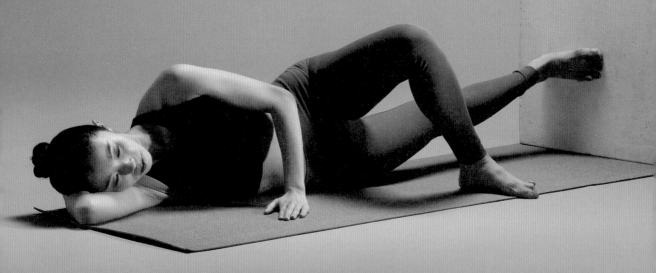

몸이 흔들리지 않도록 안정성을 유지하며 다리를 위아래로 움직인다.
허벅지 안쪽 근육(내전근)을 강화하는 운동으로 추천한다.

CHECK POINT

- 골반이 계속 옆을 향하고 있는가?
- 고관절의 움직임을 의식하고 있는가?
- 발바닥이 벽에서 떨어져 있진 않은가?

관련 필라테스
- 사이드 리프트 ▶ P.82
- 그랑 플리에 ▶ P.130
- 스탠딩 쏘우 ▶ P.134

1

옆으로 눕는다. 아래쪽 팔꿈치를 굽혀 머리에 대고 위쪽 손을 몸 앞에 둔다. 아래쪽 다리는 곧게 펴서 발바닥을 벽에 붙이고 위쪽 다리는 무릎을 굽혀 아래쪽 다리 앞에 둔다. 숨을 들이마시며 준비한다.

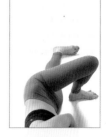

골반은 바로 옆을 향한다. 몸이 흔들리지 않도록 손바닥으로 바닥을 누른다.

2

숨을 모두 내쉬면서 벽을 따라 아래쪽 다리를 들어 올린다. 다시 숨을 들이마시며 1로 돌아간다. 5회 반복하고 반대쪽도 똑같이 한다.

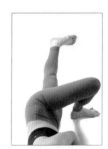

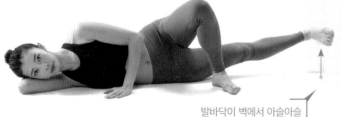

발바닥이 벽에서 아슬아슬하게 떨어지지 않는 위치까지 미끄러뜨린다.

스몰 로킹

SMALL ROCKING

흔들의자처럼 부드럽게 움직인다

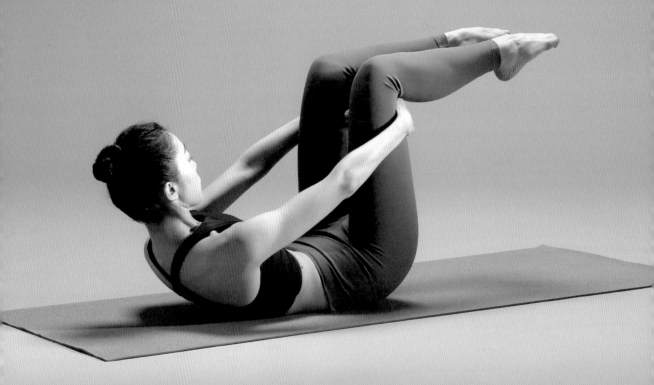

복부(코어)를 의식하면서 등을 둥글게 마는 것이 포인트.
배꼽 뒤쪽을 기점으로 살살 흔들어 준다.

CHECK POINT

- ☐ 요추가 둥글게 말아져 있는가?
- ☐ 등의 커브를 유지한 채 움직일 수 있는가?
- ☐ 호흡과 동작이 일치하는가?

관련 필라테스
- 펠빅 틸트 ▶▶ P.30
- 클라임 어 트리 ▶▶ P.46
- 프리 스파인 스트레치 ▶▶ P.112

벽을 이용한 자세

바로 누운 자세

엎드린 자세

옆으로 향한 자세

네발기기 자세

앉은 자세

선 자세

CLASSICAL

스몰 로킹

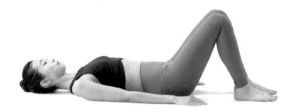

1

무릎을 굽혀 등을 바닥에 대고 바로 눕는다. 양팔은 몸 옆으로 뻗고, 양발은 주먹 하나 너비만큼 벌린다.

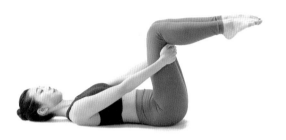

2

무릎과 고관절은 직각을 이루도록 굽히고 발끝을 쭉 편다. 무릎 뒤쪽에 양손을 댄다. <u>숨을 들이마시며 준비한다.</u>

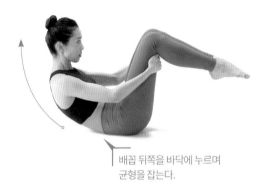

배꼽 뒤쪽을 바닥에 누르며 균형을 잡는다.

3

<u>숨을 내쉬면서</u> 머리와 어깨를 들어 올려 등을 둥글게 만든다.

등의 커브를 유지하면서 호흡에 맞춰 흔든다.

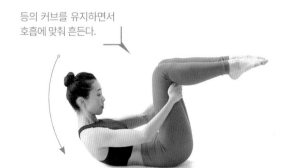

4

<u>다시 숨을 들이마시면서</u> 중심을 뒤쪽으로 이동시켜 살짝 구른다. <u>숨을 모두 내쉬면서</u> 중심을 앞으로 이동시켜 **3**으로 돌아간다. **3**과 **4**를 10회 반복한다.

헤드 롤 업

HEAD ROLL UP

허리를 바닥에 딱 붙이고 움직인다

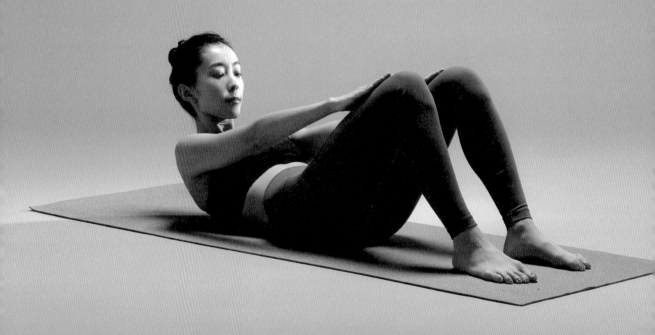

손바닥을 미끄러뜨리며 등을 둥글게 말아 올리는 운동이다.
복부에 힘을 꽉 준 채로 실시한다.

CHECK POINT

- ☐ 등허리 부위가 바닥에서 떨어져 있진 않은가?
- ☐ 복부(코어)를 의식하고 있는가?
- ☐ 목이나 어깨에 힘이 들어가 있진 않은가?

관련 필라테스
- 펠빅 틸트 ▶▶ P.30
- 어퍼 백 컬 ▶▶ P.32
- 레그 로워 ▶▶ P.58

벽을 이용한 자세

바로 누운 자세

엎드린 자세

옆으로 향한 자세

네발기기 자세

앉은 자세

선 자세

CLASSICAL 헤드 롤 업

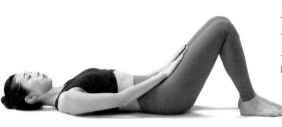

1

무릎을 굽혀 등을 바닥에 대고 바로 눕는다. 손바닥을 허벅지 위에 올리고 양발은 주먹 하나 너비만큼 벌린다. 숨을 들이마시며 준비한다.

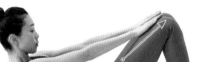

2

숨을 모두 내쉬면서 머리와 어깨를 들어 올려 손바닥을 무릎까지 미끄러뜨린다. 다시 숨을 들이마시며 1로 돌아간다. 5회 반복한다.

어깨뼈가 바닥에서 들릴 정도로 올린다.

응용 동작

한쪽 다리를 길게 뻗으면 복부(코어)를 더욱 강화할 수 있다. 한쪽 다리를 쭉 뻗고 머리와 어깨를 들어 올려서 손바닥을 미끄러뜨린 다음 1로 돌아간다. 좌우 번갈아 5회씩 반복한다. 위 운동과 똑같은 움직임이 되도록 조절하면서 실시한다.

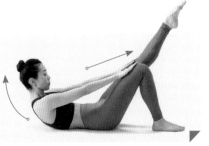

헤드 롤 업 트위스트
HEAD ROLL UP TWIST

한쪽 어깨가 반대쪽 허리와 가까워지도록 움직인다

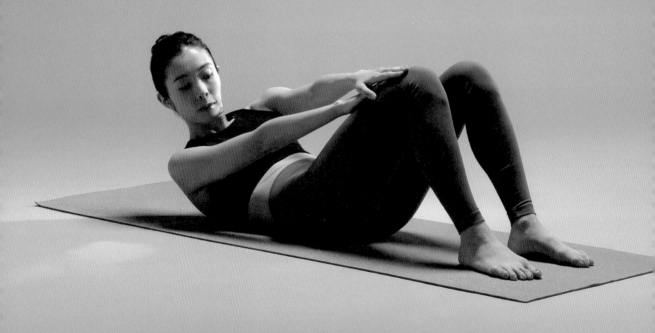

'헤드 롤 업'(P.42)에 비트는 동작을 추가한 운동이다.
옆구리 근육(복사근)을 강화할 수 있다.

CHECK POINT

- ☐ 등허리 부위가 바닥에서 떨어져 있진 않은가?
- ☐ 복부(코어)를 의식하고 있는가?
- ☐ 몸을 무리해서 비틀고 있진 않은가?

관련 필라테스
- 니 스웨이 ▶▶ P.52
- 와이퍼 ▶▶ P.68
- 헬리콥터 ▶▶ P.114

벽을 이용한 자세

바로 누운 자세

엎드린 자세

옆으로 향한 자세

네발기기 자세

앉은 자세

선 자세

CLASSICAL

헤드 롤 업 트위스트

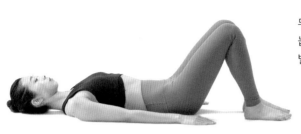

1

무릎을 굽혀 등을 바닥에 대고 바로 눕는다. 양발은 주먹 하나 너비만큼 벌린다.

반대쪽 손이 위로 오도록 한다.

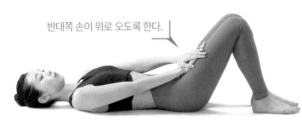

2

양손을 포개 한쪽 허벅지 위에 둔다. 숨을 들이마시며 준비한다.

위쪽 손이 아래쪽 손을 앞지르듯 팔을 길게 뻗는다.

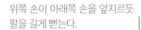

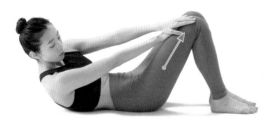

3

숨을 모두 내쉬면서 머리와 어깨를 약간 비스듬히 들어 올려 손바닥을 무릎까지 미끄러뜨린다. 다시 숨을 들이마시며 2로 돌아간다. 5회 반복하고 반대쪽도 똑같이 한다.

45

클라임 어 트리

CLIMB A TREE

나무타기하듯 손과 몸을 움직인다

척추에 의식을 집중해
등 전체를 부드럽게 움직인다.
허벅지 뒤쪽 근육(햄스트링)의
유연성도 향상시킨다.

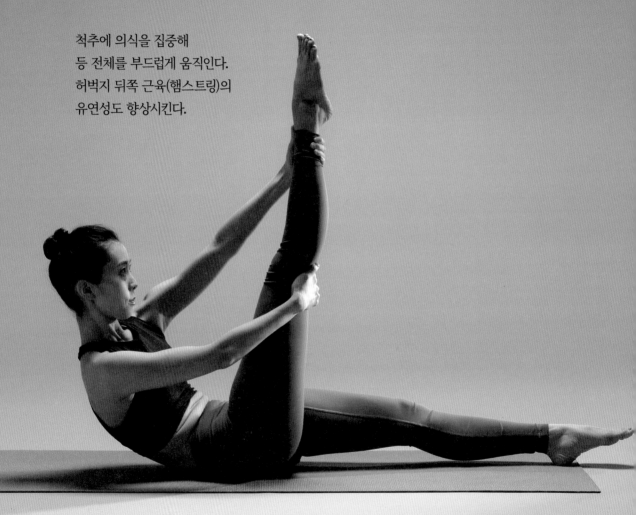

CHECK POINT

☐ 올라간 쪽 다리가 안정적인가?

☐ 척추뼈 하나하나를 이미지화하고 있는가?

☐ 복부(코어)를 의식하고 있는가?

관련 필라테스
- 펠빅 틸트 ▶▶ P.30
- 스몰 로킹 ▶▶ P.40
- 스몰 레그 서클 ▶▶ P.54

1

무릎을 굽혀 등을 바닥에 대고 눕는다.
양발은 주먹 하나 너비만큼 벌린다.

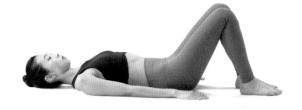

2

한쪽 다리를 위로 들어 올리고 발끝을 쭉
편다. 한쪽 손은 무릎에, 반대쪽 손은 허벅
지 위에 댄다. 숨을 들이마시며 준비한다.

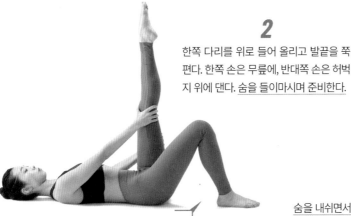

반대쪽 다리는 굽혀도 펴도 OK.
편한 방법으로 한다.

3

숨을 내쉬면서 머리, 어깨, 등 순으로 들어
올린다. 동시에 위로 들어 올린 다리를 타
고 오르듯 양손을 교대로 움직인다.

4

계속해서 숨을 모두 내쉬면서 등을 완전
히 바닥에서 떼고 양손으로 발목을 잡는
다. 다시 숨을 들이마시고, 숨을 모두 내
쉬면서 반대로 움직여 2로 돌아간다. 5회
반복하고 반대쪽도 똑같이 한다.

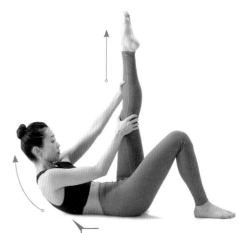

등을 조금씩 바닥에서 뗀다.

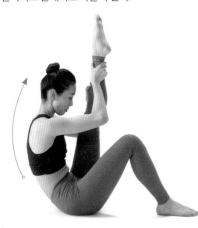

벽을 이용한 자세

바로 누운 자세

엎드린 자세

옆으로 향한 자세

네발기기 자세

앉은 자세

선 자세

CLASSICAL

클라임어 트리

47

노우즈 서클

NOSE CIRCLE

목 뒤쪽을 의식하며 코로 원을 그리듯 움직인다

코를 작게 돌리면
목과 머리가 이어지는 부위가 움직이면서
뭉친 목이 한결 가뿐하게 움직인다.

CHECK POINT

☐ 코로 작은 원을 그리고 있는가?
☐ 천천히 조심스레 움직이고 있는가?
☐ 목 이외의 부위는 안정적인가?

관련 필라테스
• 니 스웨이 ▶▶ P.52
• 힙 리프트 ▶▶ P.56
• 웨그 더 테일 ▶▶ P.92

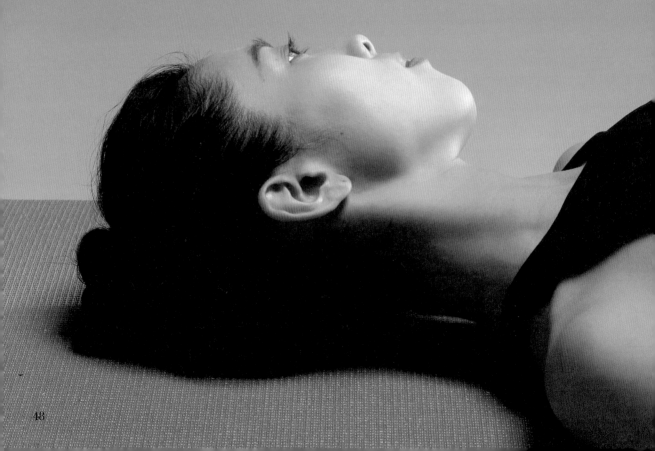

벽을 이용한 자세

바로 누운 자세

엎드린 자세

옆으로 향한 자세

네발기기 자세

앉은 자세

선 자세

CLASSICAL

노우즈 서클

1

무릎을 굽혀 등을 바닥에 대고 바로 눕는다. 양발은 주먹 하나 너비만큼 벌린다.

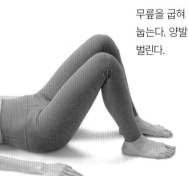

2

코로 작은 원을 그리듯 목을 천천히 5회 돌린다. 반대쪽도 똑같이 한다.

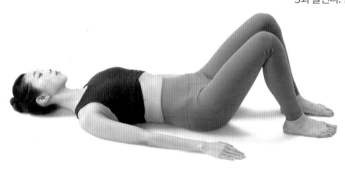

코의 바로 뒤쪽이 척추의 가장 위쪽 부위(경추 1~2번에 해당)이므로, 의식해서 코를 돌리면 목의 움직임이 좋아진다. 자연스럽게 호흡하며 실시한다.

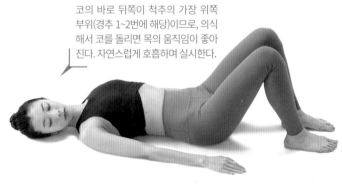

49

리칭 암스

REACHING ARMS

어깨뼈를 바닥에서 천천히 떼어내듯 움직인다

척추의 비틀림을 의식하면서
팔을 멀리 뻗는다.
어깨나 어깨뼈 주위의
뭉친 부위가 풀린다.

CHECK POINT

- ☐ 신체 축(척추)이 느껴지는가?
- ☐ 어깨뼈의 움직임을 의식하고 있는가?
- ☐ 복부(코어)의 안정성을 유지하고 있는가?

관련 필라테스
- 사이드 로테이션 ▶▶ P.88
- 플래핑 ▶▶ P.90
- 스탠딩 쏘우 ▶▶ P.134

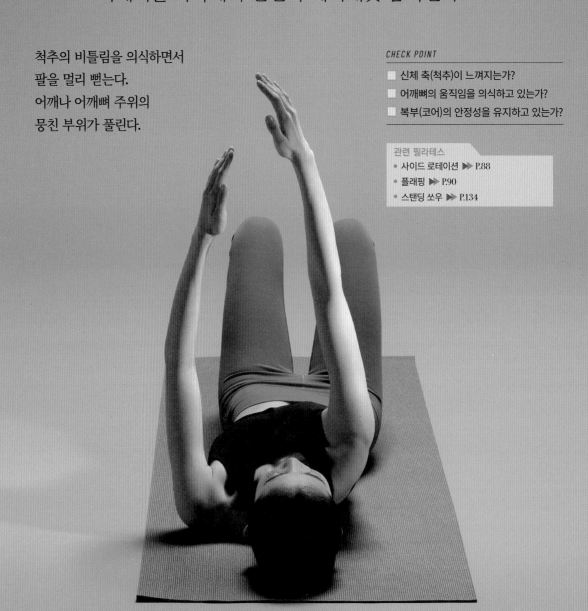

벽을 이용한 자세

바로 누운 자세

엎드린 자세

옆으로 향한 자세

네발 기기 자세

앉은 자세

선 자세

CLASSICAL

리칭 암스

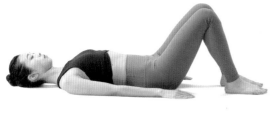

1

무릎을 굽혀 등을 바닥에 대고 바로 눕는다. 양발은 주먹 하나 너비만큼 벌린다.

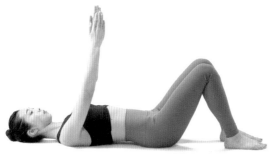

2

양팔을 가슴 앞으로 들어 올리고 손바닥이 서로 마주보게 한다. 숨을 들이마시며 준비한다.

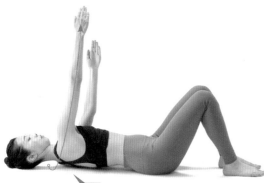

3

숨을 모두 내쉬면서 한쪽 팔을 가능한 한 멀리 뻗는다. 다시 숨을 들이마시며 **2**로 돌아간다.

등을 회전시키며 어깨뼈를 들어 올려 반대쪽 손끝보다 더 위로 뻗는다.

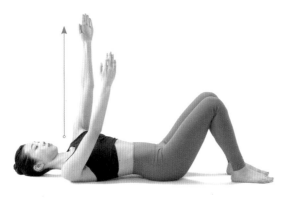

4

반대쪽도 **3**과 똑같이 동작하고 좌우 번갈아 5회씩 실시한다.

니 스웨이
KNEE SWAY

명치를 중심으로 무릎과 얼굴을 비틀어 바깥쪽을 향하게 한다

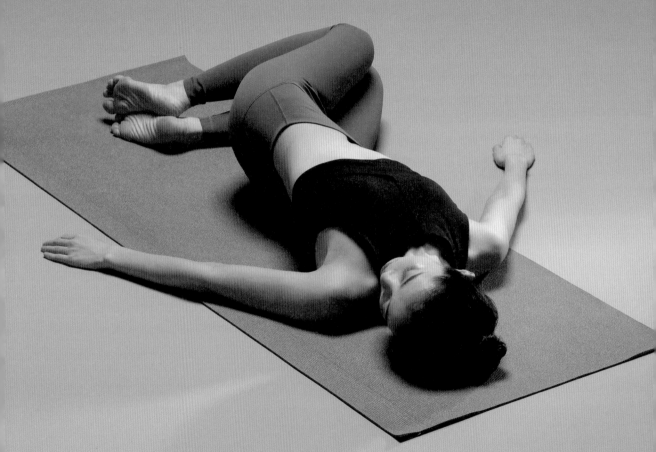

신체 축(척추)을 의식하면서 머리와 무릎을 역방향으로 비틀면
가슴과 목 주변의 움직임이 좋아진다.

CHECK POINT

- ☐ 목이 옆을 향하고 있는가?
- ☐ 가슴을 확실히 비틀었는가?
- ☐ 명치의 비틀림을 의식하고 있는가?

관련 필라테스
- 와이퍼 ▶▶ P.68
- 보우 앤드 어로우 ▶▶ P.84
- 쏘라식 트위스트 ▶▶ P.96

벽을 이용한 자세

바로 누운 자세

엎드린 자세

옆으로 향한 자세

네발 기기 자세

앉은 자세

선 자세

CLASSICAL

니 스웨이

1

무릎을 굽혀 등을 바닥에 대고 바로 눕는다. 양발을 모으고 숨을 들이마시며 준비한다.

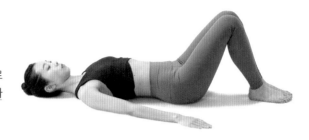

몸이 유연한 사람은 무릎이 바닥과 가까워지게 한다.

2

숨을 모두 내쉬면서 가슴을 비틀고 무릎을 바닥에서 15~30° 정도 옆으로 쓰러뜨리며 목을 반대쪽으로 돌린다. 다시 숨을 들이마시며 1로 돌아간다. 좌우 번갈아 5회씩 실시한다.

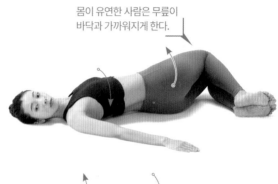

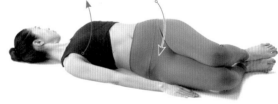

응용 동작

발을 바닥에서 띄우면 복부(코어)를 강화할 수 있다. 고관절과 무릎은 직각을 이루도록 굽히고 무릎을 바닥에서 45° 정도까지 옆으로 쓰러뜨리며 목을 반대쪽으로 돌린다. 좌우 번갈아 5회씩 실시한다.

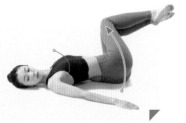

53

스몰 레그 서클

SMALL LEG CIRCLE

고관절을 축으로 다리를 빙글빙글 돌린다

고관절을 부드럽게 움직이는 것을 목표로 한다.
다리를 위로 길게 뻗고 작은 원을 그린다.

CHECK POINT

- ☐ 다리를 위로 길게 뻗었는가?
- ☐ 다리를 부드럽게 돌리고 있는가?
- ☐ 복부(코어)의 안정성을 유지하고 있는가?

관련 필라테스
- 스네이킹 ▶▶ P.28
- 클라임 어 트리 ▶▶ P.46
- 프리 사이드 킥 ▶▶ P.78

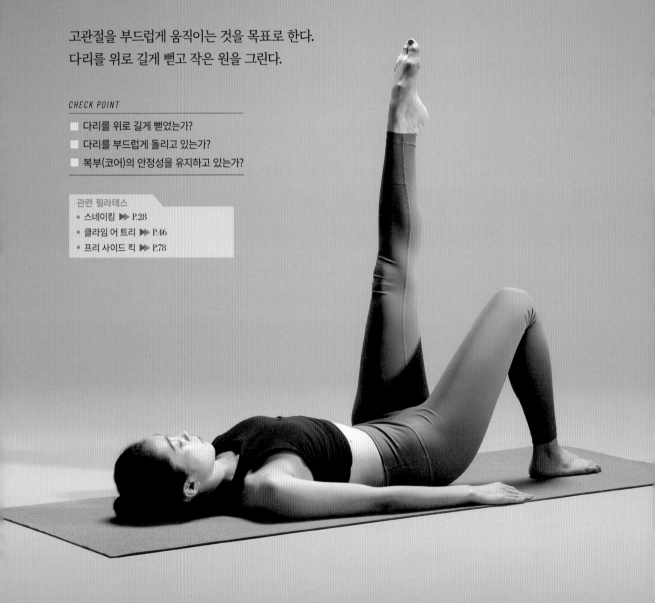

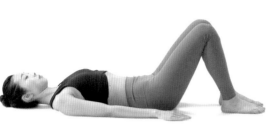

1

무릎을 굽혀 등을 바닥에 대고 바로 눕는다. 양팔은 몸 옆에 길게 뻗고 손바닥을 바닥에 댄다.

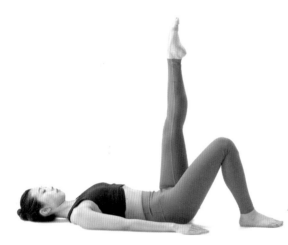

2

한쪽 다리를 위로 들어 올리고 발끝을 쭉 편다.

반대쪽 발은 바닥을 눌러 몸을 안정화시킨다.

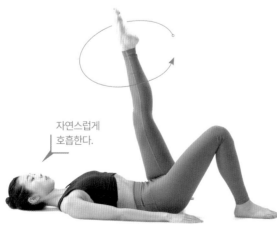

자연스럽게 호흡한다.

3

발끝으로 작은 원을 그리듯 천천히 내회전 5회, 외회전 5회를 한다. 반대쪽도 똑같이 한다.

벽을 이용한 자세

바로 누운 자세

엎드린 자세

옆으로 향한 자세

네발기기 자세

앉은 자세

선 자세

CLASSICAL 스몰 레그 서클

힙 리프트

HIP LIFT

발끝으로 천장을 푹 찌르듯 움직인다

엉덩이를 바닥에서 띄우고 다리를 들어 올려
복근(특히 아랫배 부위)을 강화한다.
척추의 유연성을 높이는 데도 효과적이다.

CHECK POINT

☐ 다리로 천장을 정확히 찌르고 있는가?
☐ 어깨에 힘에 들어가 있진 않은가?
☐ 아랫배에 힘을 주고 있는가?

관련 필라테스
• 펠빅 틸트 ▶▶ P.30
• 후레이 브릿지 ▶▶ P.34
• 레그 로워 ▶▶ P.58

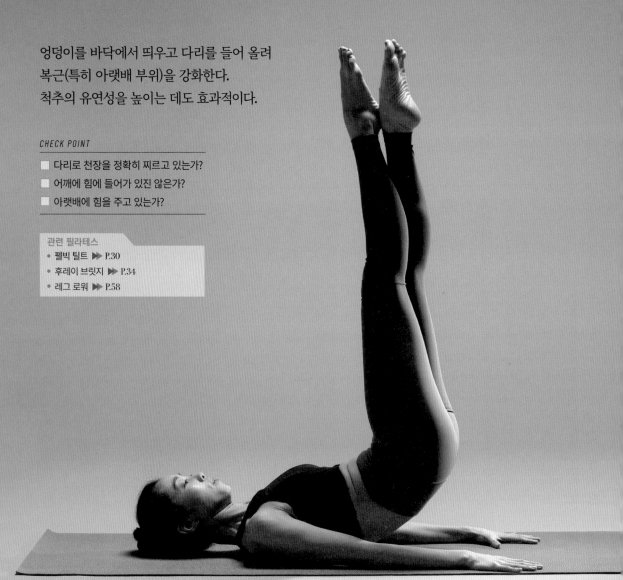

1

무릎을 굽혀 등을 바닥에 대고 바로 눕는다. 양팔은 몸 옆에 길게 뻗고 손바닥을 바닥에 댄다.

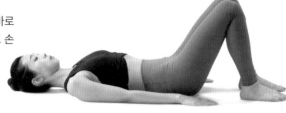

2

양쪽 다리를 위로 들어 올리고 무릎을 가볍게 구부려 교차시킨다. 발끝을 쭉 펴고 숨을 들이마시며 준비한다.

무릎에 힘을 빼 이완시킨다. 가능한 사람은 무릎을 펴고 한다.

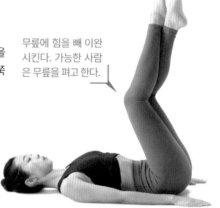

3

숨을 모두 내쉬면서 바닥에서 엉덩이를 띄우고 발끝을 천장 쪽으로 찌른다. 다시 숨을 들이마시며 2로 돌아간다. 2와 3을 5회 반복하고, 다리를 반대로 교차해서 똑같이 한다.

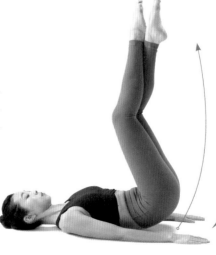

양팔로 바닥을 꾹 누르면서 엉덩이를 띄운다.

벽을 이용한 자세

바로 누운 자세

엎드린 자세

옆으로 향한 자세

네발 기기 자세

앉은 자세

선 자세

CLASSICAL

힙 리프트

레그 로워

LEG LOWER

발끝을 팽팽하게 멀리 쭉 뻗는다

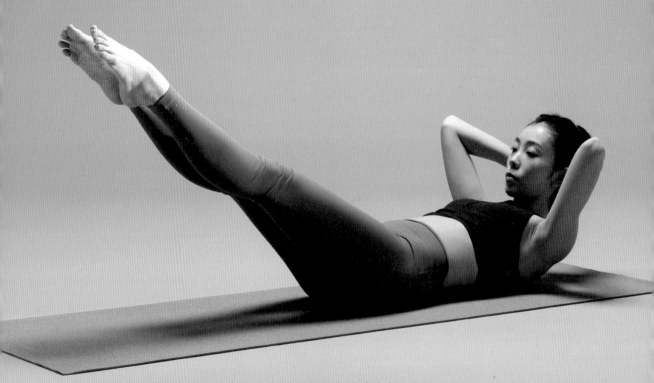

허리를 바닥에 붙이고 머리와 어깨를 들어 올린 상태에서
양쪽 다리를 모아 위아래로 움직인다.
복부(코어)를 강화하는 운동으로 추천한다.

CHECK POINT

- ☐ 허리를 바닥에 붙이고 있는가?
- ☐ 머리 위치를 유지할 수 있는가?
- ☐ 가슴을 확실히 폈는가?

관련 필라테스
- 어퍼 백 컬 ▶▶ P.32
- 스몰 로킹 ▶▶ P.40
- 헤드 롤 업 ▶▶ P.42

벽을 이용한 자세

바로 누운 자세

엎드린 자세

옆으로 향한 자세

네발 기기 자세

앉은 자세

선 자세

CLASSICAL

레그 로워

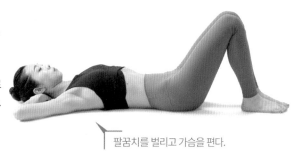

1

무릎을 굽혀 등을 바닥에 대고 바로 눕는다. 양손은 머리 뒤로 깍지 낀다.

팔꿈치를 벌리고 가슴을 편다.

2

양쪽 다리를 모아 위로 들어 올리고 발끝을 쭉 편다. 숨을 들이마시며 준비한다.

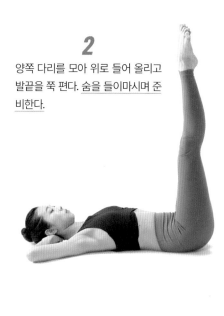

3

숨을 모두 내쉬면서 머리와 어깨를 들어 올린다.

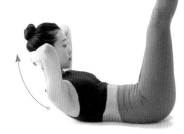

4

다시 숨을 들이마시면서 양쪽 다리를 내려 바닥과 가까워지게 한다. 숨을 모두 내쉬며 **3**으로 돌아간다. **3**과 **4**를 5회 반복한다.

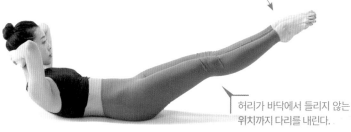

허리가 바닥에서 들리지 않는 위치까지 다리를 내린다.

59

숄더 로테이션
SHOULDER ROTATION

등 날개를 크게 움직이듯 동작한다

어깨뼈와 팔의 연결 부위를
느끼면서 천천히 팔을 돌린다.
무리해서 손을 잡지 말고
조금씩 가까워지게 한다.

CHECK POINT
- ☐ 어깨뼈와 팔을 움직이고 있는가?
- ☐ 천천히 조심스레 하고 있는가?
- ☐ 무리해서 손을 잡고 있진 않은가?

관련 필라테스
- 플래핑 ▶▶ P.90
- 숄더 무브먼트 ▶▶ P.108
- 리버스 플랭크 ▶▶ P.118

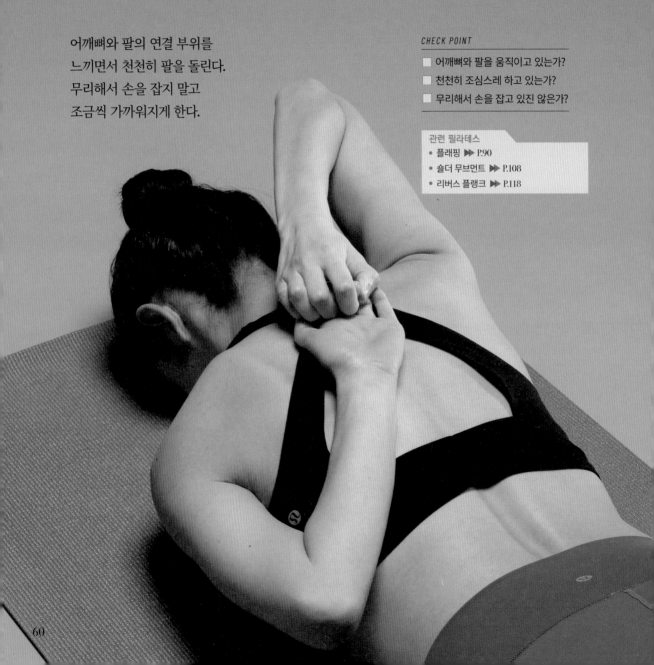

1

엎드려 누워 이마를 바닥에 댄다. 양
팔은 좌우로 벌리고 바닥에서 띄운
다. 양발은 주먹 하나 너비만큼 벌린
다. 숨을 들이마시며 준비한다.

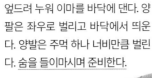

치골로 바닥을 누른다.

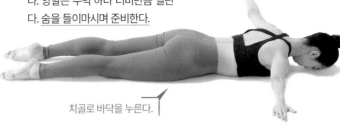

2

숨을 내쉬면서 한쪽 팔은 위로, 반대
쪽 팔은 아래로 회전한다.

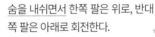

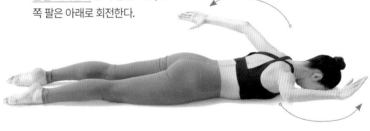

3

계속해서 숨을 모두 내쉬면서 등 위
로 손을 잡는다. 다시 숨을 들이마시
며 1로 돌아간다.

양손이 서로 가까워지기만
해도 OK.

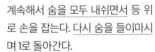

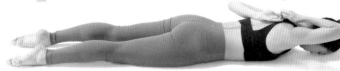

4

팔을 바꿔 똑같이 하고 좌우 번갈아
5회씩 실시한다.

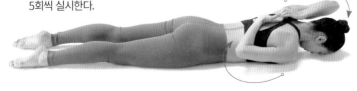

벽을 이용한 자세

바로 누운 자세

엎드린 자세

옆으로 향한 자세

네발기기 자세

앉은 자세

선 자세

CLASSICAL

숄더 로테이션

코브라

COBRA

쇄골 라인이 정면을 향하게 한다

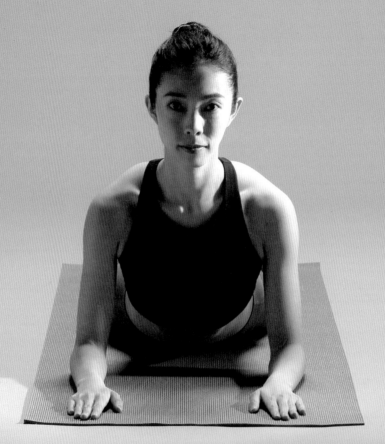

손으로 바닥을 누르는 힘을 빌려 가슴을 젖히는 운동이다.
허리가 아닌 등 위쪽을 의식하며 실시한다.

CHECK POINT

- ☐ 손으로 바닥을 누르고 있는가?
- ☐ 가슴을 젖혔는가?
- ☐ 얼굴이 정면을 향하고 있는가?

관련 필라테스
- 스노클링 ▶▶ P.64
- 프리 스위밍 ▶▶ P.74
- 다운 스트레치 ▶▶ P.98

벽을 이용한 자세

바로 누운 자세

엎드린 자세

옆으로 향한 자세

네발 기기 자세

앉은 자세

선 자세

CLASSICAL

코브라

1

엎드려 눕는다. 양팔을 귀 옆으로 길게 뻗고 손바닥을 바닥에 댄다. 양발은 주먹 하나 너비만큼 벌린다. 숨을 들이마시며 준비한다.

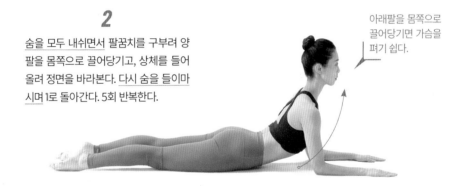

치골로 바닥을 누른다.

2

숨을 모두 내쉬면서 팔꿈치를 구부려 양 팔을 몸쪽으로 끌어당기고, 상체를 들어 올려 정면을 바라본다. 다시 숨을 들이마 시며 1로 돌아간다. 5회 반복한다.

아래팔을 몸쪽으로 끌어당기면 가슴을 펴기 쉽다.

응용 동작

위 운동에 트위스트 동작을 넣는다. 상체 를 들어 올린 다음 숨을 모두 내쉬면서 한 쪽 팔꿈치를 펴 바닥을 누르고, 상체를 비 스듬히 비튼다. 숨을 들이마시면서 시작 자세로 돌아간다. 반대쪽도 똑같이 하고 좌우 번갈아 5회씩 실시한다.

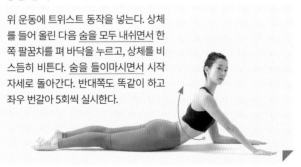

스노클링

SNORKELING

핀을 착용하고 바다를 나아가듯 움직인다

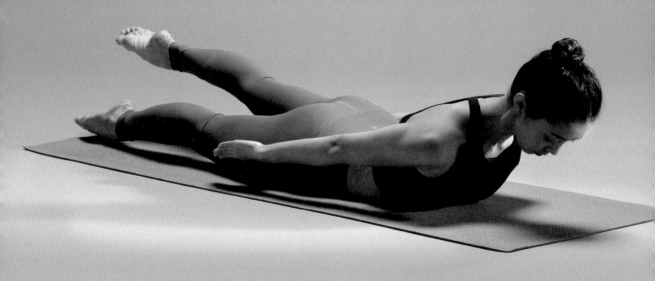

물속에서 앞으로 스윽 나아가는 느낌으로 호흡에 맞춰 다리를 파닥파닥 움직인다.
가슴과 고관절이 쭉 펴지는 감각을 느껴본다.

CHECK POINT

- ☐ 상체를 과도하게 젖히진 않았는가?
- ☐ 팔을 움직이고 있진 않은가?
- ☐ 척추의 신장을 의식하고 있는가?

관련 필라테스
- • 라테랄 밴딩 ▶▶ P.66
- • 힙 익스텐션 ▶▶ P.70
- • 프리 스위밍 ▶▶ P.74

1

엎드려 눕는다. 양팔은 몸 옆에 길게 뻗고 손바닥을 위로 향하게 한다. 양발은 주먹 하나 너비만큼 벌린다. 숨을 들이마시며 준비한다.

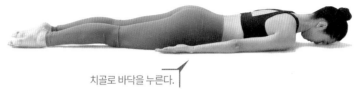

치골로 바닥을 누른다.

2

숨을 모두 내쉬면서 가슴을 가볍게 들어 올리고 양팔을 바닥에서 뗀다.

머리와 다리를 서로 당겨 척추를 길게 늘이는 느낌.

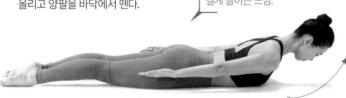

3

'스스스스' 하고 4초 숨을 들이마시는 리듬에 맞춰 양쪽 다리를 번갈아 움직인 다음, 다시 '하하하하' 하고 4초 숨을 내쉬는 리듬에 맞춰 양쪽 다리를 번갈아 움직인다. 동작을 5회 실시한다.

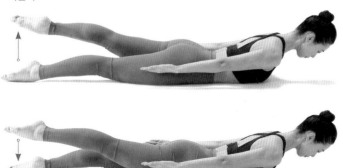

벽을 이용한 자세

바로 누운 자세

엎드린 자세

옆으로 향한 자세

네발 기기 자세

앉은 자세

선 자세

CLASSICAL

스노클링

라테랄 밴딩

LATERAL BENDING

갈비뼈와 갈비뼈 사이를 넓히듯 움직인다

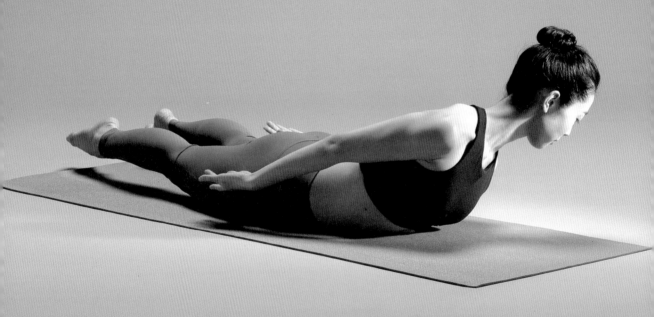

가슴을 젖히면서 몸을 좌우로 휜다.
무리하게 옆으로 굽혀 한쪽 옆구리가 지나치게 눌리지 않도록 주의한다.

CHECK POINT
- 허리를 너무 젖히진 않았는가?
- 갈비뼈 사이를 늘리듯 움직였는가?
- 척추의 신장을 의식하고 있는가?

관련 필라테스
- 스노클링 ▶▶ P.64
- 사이드 리프트 ▶▶ P.82
- 다이얼 무브먼트 ▶▶ P.106

벽을 이용한 자세

바로 누운 자세

엎드린 자세

옆으로 향한 자세

네발 기기 자세

앉은 자세

선 자세

CLASSICAL

라테랄 밴딩

1

엎드려 눕는다. 양팔은 몸 옆에 길게 뻗고 손바닥을 위로 향하게 한다. 양 발은 주먹 하나 너비만큼 벌린다. 숨을 들이마시며 준비한다.

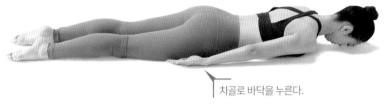

치골로 바닥을 누른다.

2

숨을 모두 내쉬면서 가슴을 가볍게 들 어 올리고 양팔을 바닥에서 뗀다.

목에서 척추까지 쭉 늘이는 느낌.

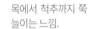
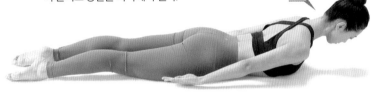

3

다시 숨을 들이마시고, 숨을 모두 내쉬 면서 상체를 한쪽으로 휘게 한다. 숨 을 들이마시며 **2**로 돌아간다.

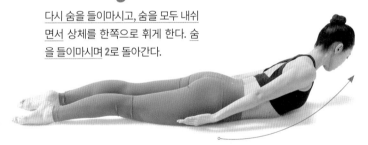

4

숨을 모두 내쉬면서 상체를 반대쪽으 로 휘게 한다. 숨을 들이마시며 **2**로 돌 아간다. 좌우 번갈아 5회씩 실시한다.

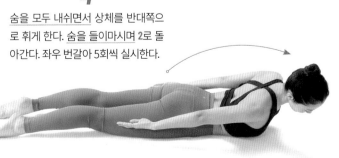

67

와이퍼

WIPER

자동차 와이퍼처럼 뒤꿈치를 왔다갔다 움직인다

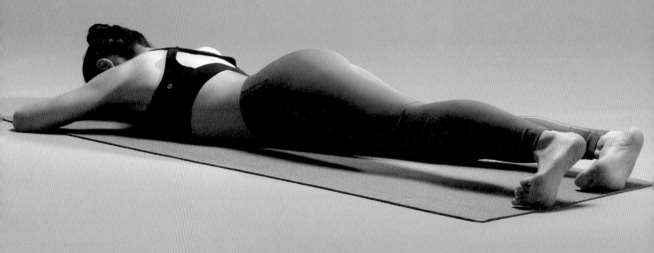

팔과 가슴을 바닥에 딱 붙인 채 뒤꿈치를 좌우로 왔다갔다 한다.
허리와 무릎을 무리하게 비틀지 않도록 주의한다.

CHECK POINT

- ☐ 아래팔을 바닥에 대고 있는가?
- ☐ 고관절을 움직이고 있는가?
- ☐ 척추(특히 흉추)의 비틀림을 느끼는가?

관련 필라테스
- 헤드 롤 업 트위스트 ▶▶ P.44
- 니 스웨이 ▶▶ P.52
- 보우 앤드 어로우 ▶▶ P.84

1

엎드려 눕는다. 양손을 포개 이마 밑에 둔
다. 양발은 주먹 하나 너비만큼 벌리고 발
끝을 세운다. 숨을 들이마시며 준비한다.

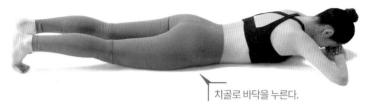

치골로 바닥을 누른다.

2

뒤꿈치를 쓰러뜨리고
골반을 바닥에서 떼면
흉추를 비틀 수 있다.

숨을 모두 내쉬면서 가슴을 바닥에 붙인
채 뒤꿈치를 한쪽으로 쓰러뜨린다. 다시
숨을 들이마시며 1로 돌아간다.

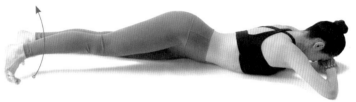

3

숨을 모두 내쉬면서 뒤꿈치를 반대쪽으
로 쓰러뜨린다. 숨을 들이마시며 1로 돌아
간다. 좌우 번갈아 5회씩 실시한다.

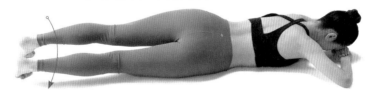

응용 동작

무릎을 굽히면 흉추를 더욱 강하
게 비틀 수 있다. 발끝을 쭉 펴고
무릎을 직각으로 굽힌 채 좌우로
왔다갔다 한다. 좌우 번갈아 5회
씩 실시한다.

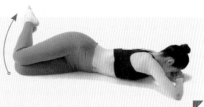

69

힙 익스텐션

HIP EXTENSION

엉덩이 근육을 사용해 다리를 밀어 올린다

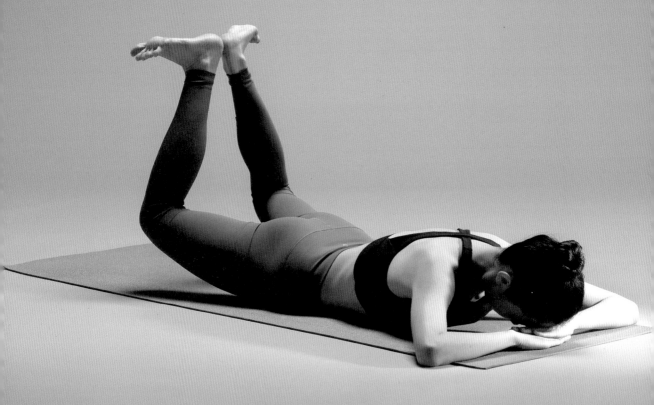

엉덩이 근육을 사용해 다리를 위로 밀어 올리는 느낌으로 실시한다.
다리를 무리해서 올리지 않도록 주의한다. 고관절이 늘어나는 느낌이 중요하다.

CHECK POINT

- ☐ 뒤꿈치가 서로 잘 붙어 있는가?
- ☐ 엉덩이에 힘이 들어가 있는가?
- ☐ 고관절의 신장이 느껴지는가?

관련 필라테스
- 후레이 브릿지 ▶▶ P.34
- 스노클링 ▶▶ P.64
- 프리 스위밍 ▶▶ P.74

1

엎드려 눕는다. 양손을 포개 이
마 밑에 둔다. 양발은 허리 너비
만큼 벌린다.

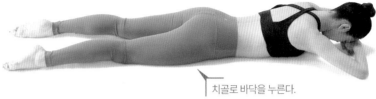

치골로 바닥을 누른다.

2

무릎을 직각으로 굽히고 양쪽
뒤꿈치를 붙인다. 숨을 들이마
시며 준비한다.

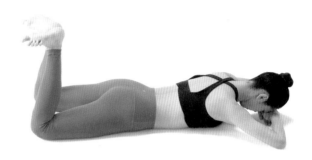

3

숨을 모두 내쉬면서 엉덩이 근
육에 힘을 줘 다리를 위로 밀어
올린다.

발바닥이 위를 향하게 한다.
무릎이 조금 뜰 정도면 OK.

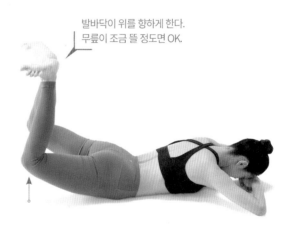

4

다시 숨을 들이마시면서 다리를
내린다. 3과 4를 5회 반복한다.

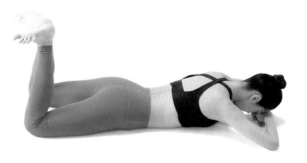

벽을 이용한 자세

바로 누운 자세

엎드린 자세

옆으로 향한 자세

네발기기 자세

앉은 자세

선 자세

CLASSICAL

힙 익스텐션

플랭크

PLANK

몸을 나무판자처럼 만들어 앞뒤로 움직인다

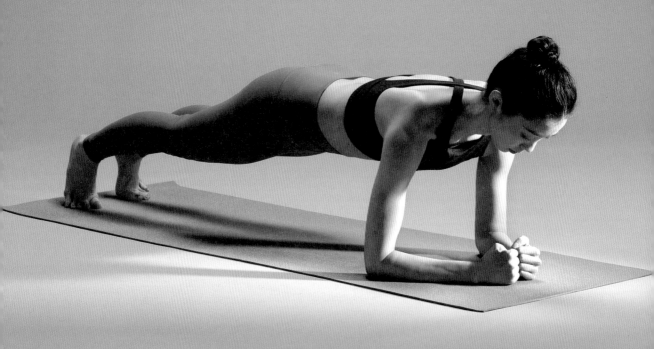

팔꿈치를 바닥에 댄 플랭크 자세에서 몸을 앞뒤로 움직인다.
복부(코어)를 의식하며 몸을 안정화시킨다.

CHECK POINT

- ☐ 허리를 젖히진 않았는가?
- ☐ 손으로 바닥을 누르고 있는가?
- ☐ 자세가 안정적인가?

관련 필라테스
- 사이드 플랭크 ▶▶ P.86
- 다운 스트레치 ▶▶ P.98
- 타이 스트레치 ▶▶ P.120

벽을 이용한 자세

바로 누운 자세

엎드린 자세

옆으로 향한 자세

네발기기 자세

앉은 자세

선 자세

CLASSICAL

플랭크

1

팔꿈치를 굽혀 바닥에 댄 상태에서 주먹을 쥐고 맞대어 몸이 일직선을 이루도록 지지한다. 양발은 주먹 하나 너비만큼 벌린다. 숨을 들이마시며 준비한다.

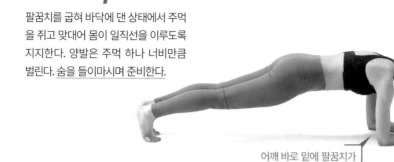

어깨 바로 밑에 팔꿈치가 오도록 한다.

2

숨을 모두 내쉬면서 몸을 앞쪽으로 이동시킨다.

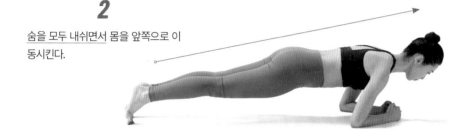

3

다시 숨을 들이마시면서 몸을 뒤쪽으로 이동시킨다. **2**와 **3**을 5회 반복한다.

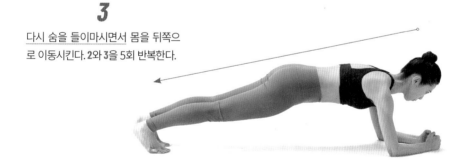

응용 동작

팔꿈치를 펴 바닥에 손바닥을 대고 하면 운동 강도를 더욱 높일 수 있다. 동작을 5회 실시한다.

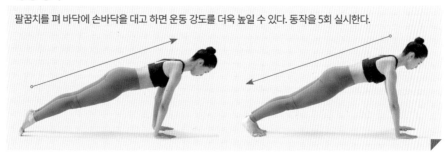

프리 스위밍

PRE SWIMMING

손과 발을 서로 강하게 당긴다

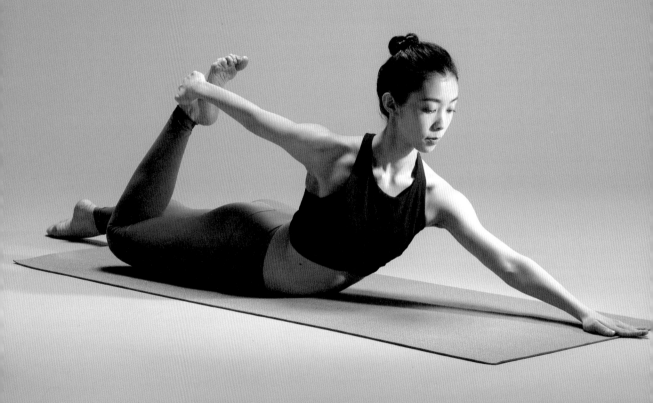

발목을 잡아당기고 가슴을 활짝 편다.
허벅지 앞쪽 근육(대퇴사두근)도 시원하게 스트레칭한다.

CHECK POINT

- [ ] 허리를 젖히진 않았는가?
- [ ] 손으로 바닥을 누르고 있는가?
- [ ] 복부(코어)의 안정성을 유지하고 있는가?

관련 필라테스

- 코브라 ▶▶ P.62
- 스노클링 ▶▶ P.64
- 스콜피온 ▶▶ P.102

1

엎드려 눕는다. 양팔은 귀 옆으로 뻗고 손바닥을 바닥에 댄다. 양발은 주먹 하나 너비만큼 벌린다.

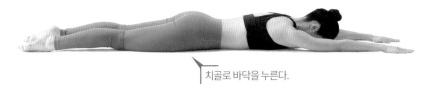

치골로 바닥을 누른다.

2

한쪽 무릎을 굽히고 같은 쪽 손으로 발등을 잡아당긴다. 숨을 들이마시며 준비한다.

잡은 쪽 손과 발을 서로 당겨 고관절이 늘어나는 것을 느낀다.

3

숨을 모두 내쉬면서 앞으로 뻗은 손으로 바닥을 누르고 상체를 들어 올려 가슴을 편다. 다시 숨을 들이마시며 2로 돌아간다. 2와 3을 5회 반복한다.

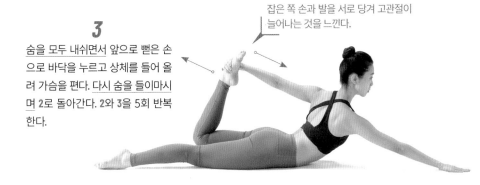

4

반대쪽도 똑같이 한다.

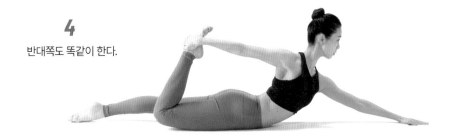

벽을 이용한 자세

바로 누운 자세

엎드린 자세

옆으로 향한 자세

네발기기 자세

앉은 자세

선 자세

CLASSICAL

프리 스위밍

클램

CLAM

조개가 입을 쩍 벌리듯 움직인다

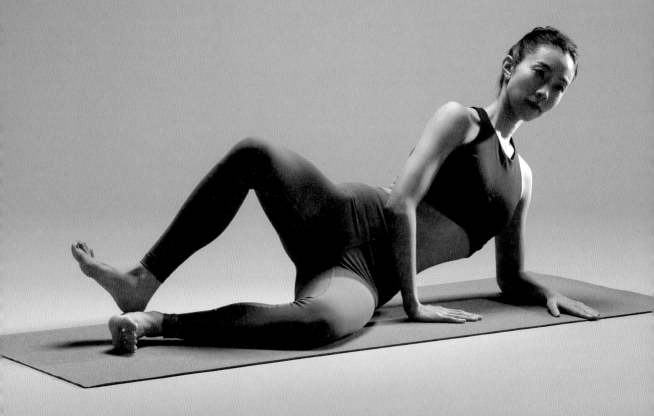

뒤꿈치를 축으로 무릎 관절을 움직인다.
엉덩이의 속근육을 사용해 고관절을 비틀듯이 벌린다.

CHECK POINT

☐ 골반이 정면을 향하고 있는가?
☐ 뒤꿈치가 붙어 있는가?
☐ 엉덩이 근육이 자극되고 있는가?

관련 필라테스
• 스네이킹 ▶▶ P.28
• 파세 ▶▶ P.80
• 사이드 플랭크 ▶▶ P.86

1

무릎을 굽혀 옆을 향해 앉는다. 한쪽 팔꿈치를 바닥에 대어 상체를 지지하고, 반대쪽 손은 몸 앞에 둔다. 숨을 들이마시며 준비한다.

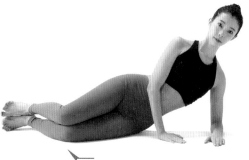

무릎은 몸보다 조금 앞으로 내밀어 안정적인 위치에 둔다.

2

숨을 모두 내쉬면서 뒤꿈치를 축으로 위쪽 무릎을 벌린다. 다시 숨을 들이마시며 1로 돌아간다. 5회 반복하고 반대쪽도 똑같이 한다.

고관절을 바깥쪽으로 비트는 느낌.

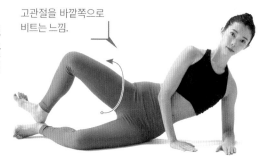

응용 동작

무릎을 축으로 다리를 벌리면 고관절 주위 근육을 강화할 수 있다. 위 운동의 시작 자세에서 무릎을 붙인 채 고관절을 안쪽으로 비틀어 다리를 벌린다. 좌우 각 5회씩 실시한다.

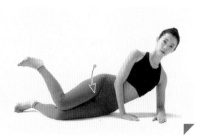

벽을 이용한 자세

바로 누운 자세

엎드린 자세

옆으로 향한 자세

네발기기 자세

앉은 자세

선 자세

CLASSICAL

클램

프리 사이드 킥

PRE SIDE KICK

무릎을 바닥과 평행하게 해서 스윙한다

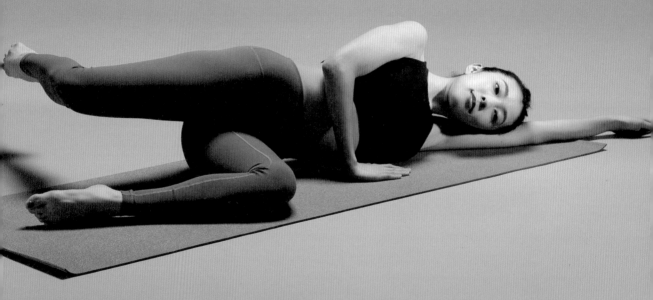

다리 위쪽 고관절만 움직인다.
상체를 고정한 채 무릎을 앞뒤로 움직이면 엉덩이 근육을 강화할 수 있다.

CHECK POINT

- ☐ 고관절을 축으로 움직이고 있는가?
- ☐ 허리를 굽히거나 젖히진 않았는가?
- ☐ 엉덩이 근육이 자극되고 있는가?

관련 필라테스
- 어브덕션 ▶▶ P.36
- 어덕션 ▶▶ P.38
- 스몰 레그 서클 ▶▶ P.54

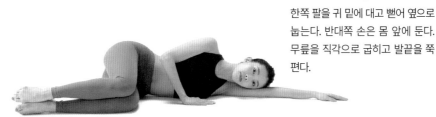

1

한쪽 팔을 귀 밑에 대고 뻗어 옆으로 눕는다. 반대쪽 손은 몸 앞에 둔다. 무릎을 직각으로 굽히고 발끝을 쭉 편다.

정강이가 바닥과 평행을 이루도록 한다.

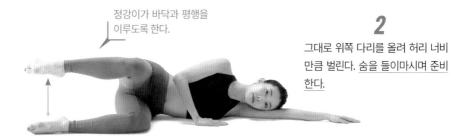

2

그대로 위쪽 다리를 올려 허리 너비 만큼 벌린다. 숨을 들이마시며 준비 한다.

엉덩이 근육(특히 중둔근)을 의식한다.

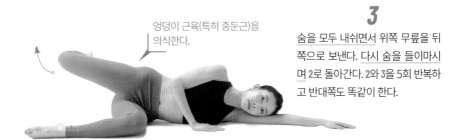

3

숨을 모두 내쉬면서 위쪽 무릎을 뒤 쪽으로 보낸다. 다시 숨을 들이마시 며 2로 돌아간다. 2와 3을 5회 반복하 고 반대쪽도 똑같이 한다.

응용 동작

무릎을 위아래로 움직이면 엉 덩이 근육을 더욱 강화할 수 있다. 위 운동의 2를 시작 자세 로 하여 그대로 위쪽 무릎을 옆으로 벌린 다음 다시 원위 치로 돌아간다. 좌우 각 5회씩 실시한다.

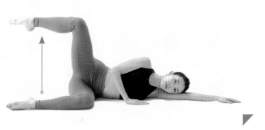

벽을 이용한 자세

바로 누운 자세

엎드린 자세

옆으로 향한 자세

네발기기 자세

앉은 자세

선 자세

CLASSICAL

프리 사이드 킥

파세

PASSE

발레처럼 발동작을 우아하게 한다

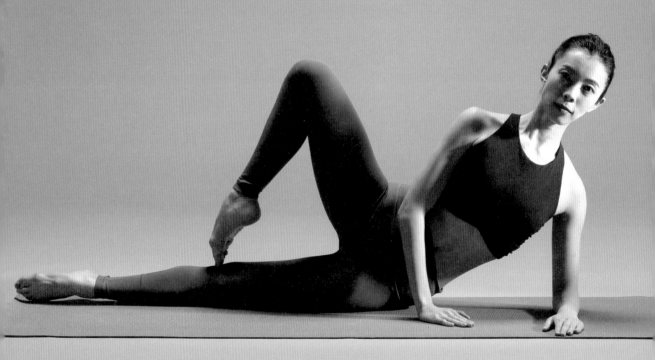

발레리나처럼 발끝을 무릎에 댄다.
엉덩이 근육을 사용해 고관절 주위를 유연하게 한다.

CHECK POINT

- ☐ 고관절을 축으로 움직이고 있는가?
- ☐ 허리를 굽히거나 젖히진 않았는가?
- ☐ 엉덩이 근육이 자극되고 있는가?

관련 필라테스
- 스네이킹 ▶▶ P.28
- 어브덕션 ▶▶ P.36
- 클램 ▶▶ P.76

1

다리를 뻗어 옆으로 향한 자세를 취한다. 한쪽 팔꿈치를 바닥에 대어 상체를 지지하고, 반대쪽 손은 몸 앞에 둔다. 발끝을 쭉 펴고 숨을 들이마시며 준비한다.

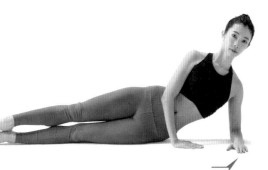

손으로 바닥을 눌러 몸을 안정화시킨다.

2

숨을 모두 내쉬면서 위쪽 고관절을 벌리고 발등이 위를 향하게 한다. 동시에 발끝을 아래쪽 다리에서 떼지 말고 그대로 무릎 정도까지 다리를 따라 올려준다. 다시 숨을 들이마시며 1로 돌아간다. 5회 반복하고 반대쪽도 똑같이 한다.

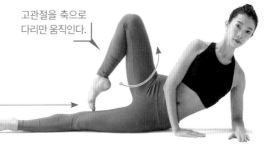

고관절을 축으로 다리만 움직인다.

응용 동작

다리를 들어 올리면 엉덩이 근육을 더욱 강화할 수 있다. 위 운동의 **2**를 시작 자세로 하여 무릎과 발끝을 쭉 펴서 올린 다음 원위치로 돌아간다. 좌우 각 5회씩 실시한다.

벽을 이용한 자세

바로 누운 자세

엎드린 자세

옆으로 향한 자세

네발기기 자세

앉은 자세

선 자세

CLASSICAL

파세

사이드 리프트

SIDE LIFT

몸을 휜 바나나처럼 만든다

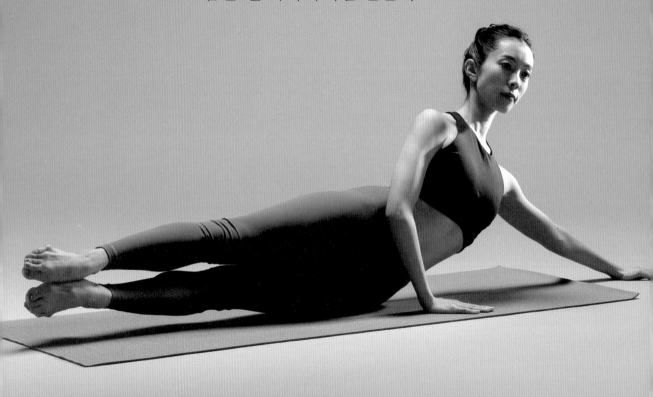

머리와 다리를 동시에 들어 몸을 휘게 한다.
복부(코어)를 의식하여 몸이 흔들리지 않게 한다.

CHECK POINT

- 허리를 굽히거나 젖히진 않았는가?
- 손으로 바닥을 누르고 있는가?
- 자세가 안정적인가?

관련 필라테스
- 어덕션 ▶▶ P.38
- 라테랄 밴딩 ▶▶ P.66
- 웨그 더 테일 ▶▶ P.92

1

한쪽 팔을 귀 밑에 대고 뻗어 옆으로 눕는다. 반대쪽 손은 몸 앞에 둔다. 양쪽 다리를 모으고 발끝을 쭉 편다. 숨을 들이마시며 준비한다.

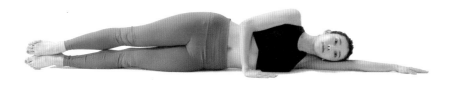

2

숨을 모두 내쉬면서 쭉 뻗은 손을 몸쪽으로 미끄러뜨려 상체를 일으킨다. 동시에 양쪽 다리를 바닥에서 띄운다. 다시 숨을 들이마시며 1로 돌아간다. 5회 반복하고 반대쪽도 똑같이 한다.

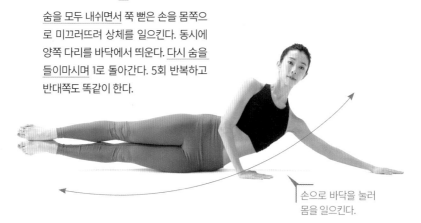

손으로 바닥을 눌러 몸을 일으킨다.

응용 동작

상체를 일으키기 어려운 사람은 다리만 띄어도 좋다. 좌우 각 5회씩 실시한다.

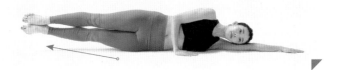

벽을 이용한 자세

바로 누운 자세

엎드린 자세

옆으로 향한 자세

네발 기기 자세

앉은 자세

선 자세

CLASSICAL

사이드 리프트

보우 앤드 어로우

BOW AND ARROW

활시위를 서서히 당기듯 가슴을 비튼다

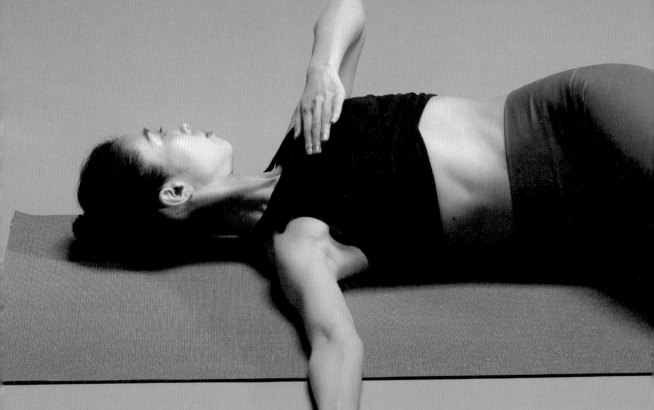

척추와 어깨뼈의 유연성을
높이는 운동이다.
어깨뼈를 바닥에 대는 것이 이상적이지만
어렵다면 할 수 있는 데까지만 한다.

CHECK POINT

- ☐ 허리를 비틀진 않았는가?
- ☐ 골반이 쓰러지진 않았는가?
- ☐ 척추(특히 흉추)의 비틀림이 느껴지는가?

관련 필라테스
- 니 스웨이 ▶▶ P.52
- 와이퍼 ▶▶ P.68
- 쏘라식 트위스트 ▶▶ P.96

1

무릎을 굽혀 옆으로 눕는다. 양팔을 앞으로 뻗고 손바닥을 맞댄다. 숨을 들이마시며 준비한다.

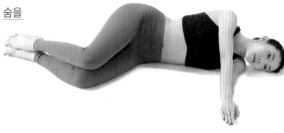

2

숨을 내쉬면서 위쪽 손을 조금씩 어깨 쪽으로 미끄러뜨린다.

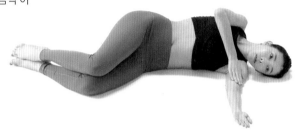

3

계속해서 손을 가슴까지 미끄러뜨리고 위쪽 어깨를 바닥과 가까워지게 한다.

척추(특히 흉추)의 비틀림을 의식하며 실시한다.

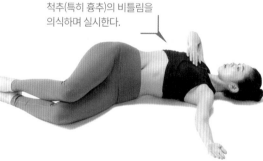

4

숨을 모두 내쉬며 가슴을 펴고 어깨뼈와 팔을 벌려 바닥에 댄다. 다시 숨을 들이마시면서 반대로 움직여 1로 돌아간다. 5회 반복하고 반대쪽도 똑같이 한다.

상체가 움직이는 방향을 따라 얼굴도 같이 움직인다.

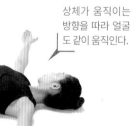

벽을 이용한 자세

바로 누운 자세

엎드린 자세

옆으로 향한 자세

네발기기 자세

앉은 자세

선 자세

CLASSICAL 보우앤디 어로우

사이드 플랭크

SIDE PLANK

보이지 않는 벽을 밀듯이 움직인다

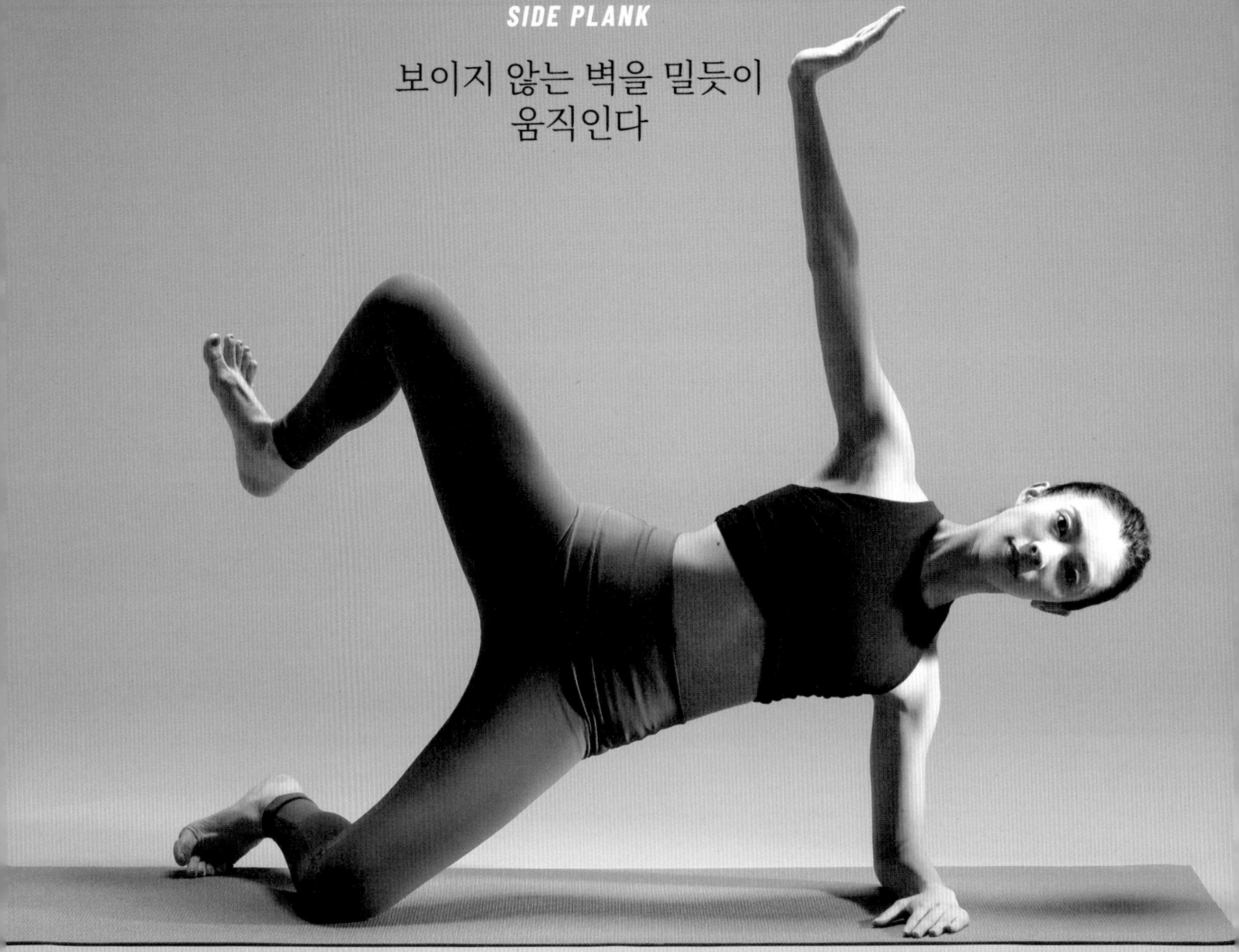

손과 발로 바닥을 단단히 지지해 옆으로 향한 자세를 유지한다.
복부(코어)의 안정화와 엉덩이 근육 강화에 추천하는 운동이다.

CHECK POINT

- ☐ 아래쪽 손발로 바닥을 밀고 있는가?
- ☐ 위쪽 손발로 천장을 밀고 있는가?
- ☐ 고관절을 벌리고 있는가?

관련 필라테스
- 스네이킹 ▶▶ P.28
- 클램 ▶▶ P.76
- 도그 피 ▶▶ P.104

1

무릎을 굽혀 옆으로 앉는다. 아래쪽 팔꿈치를 바닥에 대고 상체를 지지한 상태에서 위쪽 손을 골반에 얹고 발목을 굽힌다.

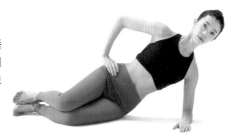

고관절을 확실히 벌린다. 무릎은 구부린 상태를 유지한다.

2

위쪽 손바닥과 무릎을 위로 들어 올린다. 숨을 들이마시며 준비한다.

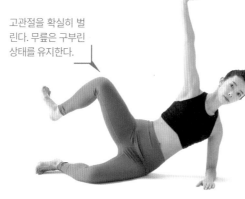

위쪽 손바닥과 무릎으로 천장을 민다.

3

숨을 모두 내쉬면서 엉덩이를 높게 들어 올린다. 이때 자세가 흐트러지지 않게 주의한다.

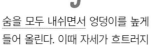

아래쪽 무릎과 팔꿈치로 바닥을 민다.

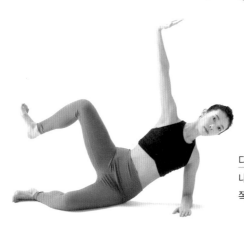

4

다시 숨을 들이마시면서 엉덩이를 내린다. 3과 4를 5회 반복하고 반대쪽도 똑같이 한다.

벽을 이용한 자세

바로 누운 자세

엎드린 자세

옆으로 향한 자세

네발기기 자세

앉은 자세

선 자세

CLASSICAL

사이드 플랭크

사이드 로테이션

SIDE ROTATION

팔로 공기를 감싸 안 듯 비튼다

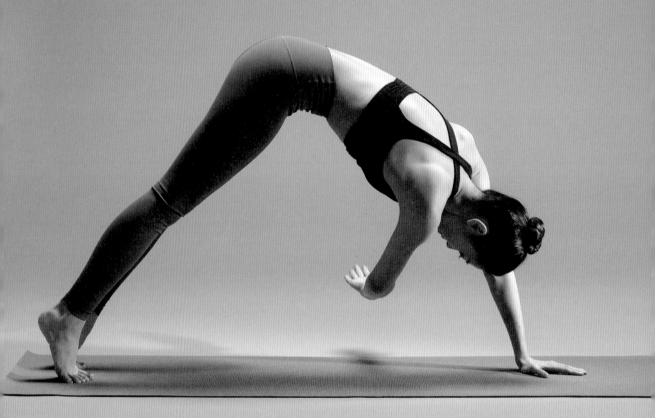

엉덩이를 높이 든 자세에서 팔을 비틀어 스트레칭한다.
자세가 무너지지 않게 몸을 잘 컨트롤하며 동작한다.

CHECK POINT

- [ ] 가슴의 비틀림이 느껴지는가?
- [ ] 손과 발끝으로 바닥을 밀고 있는가?
- [ ] 복부(코어)의 안정성을 유지하고 있는가?

관련 필라테스
- 리칭 암스 ▶▶ P.50
- 사이드 리프트 ▶▶ P.82
- 스탠딩 쏘우 ▶▶ P.134

1

한쪽 손바닥을 바닥에 대고 무릎을 굽혀 옆으로 앉는다. 위쪽 다리는 무릎을 세워 아래쪽 발 앞에 두고 손바닥을 위로 향하게 해서 무릎 위에 얹는다. 숨을 들이마시며 준비한다.

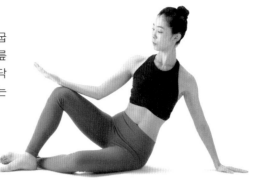

2

숨을 내쉬면서 엉덩이를 들어 올려 다리를 길게 뻗는다.

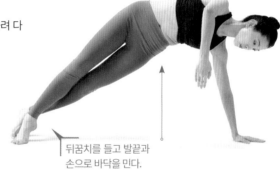

뒤꿈치를 들고 발끝과 손으로 바닥을 민다.

3

계속해서 숨을 모두 내쉬며 몸을 아래로 향하게 하고, 팔을 몸 안쪽으로 뻗으면서 상체를 비튼다. 다시 숨을 들이마시면서 반대로 움직여 1로 돌아간다. 5회 반복하고 반대쪽도 똑같이 한다.

몸 바깥쪽과 등 쪽이 늘어나는 감각을 느낀다.

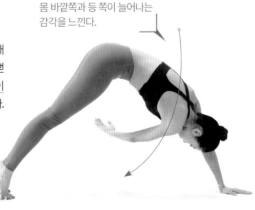

벽을 이용한 자세

바로 누운 자세

엎드린 자세

옆으로 향한 자세

네 발 기 기 자세

앉은 자세

선 자세

CLASSICAL

사이드 로테이션

플래핑
FLAPPING

새가 훨훨 날갯짓하듯 움직인다

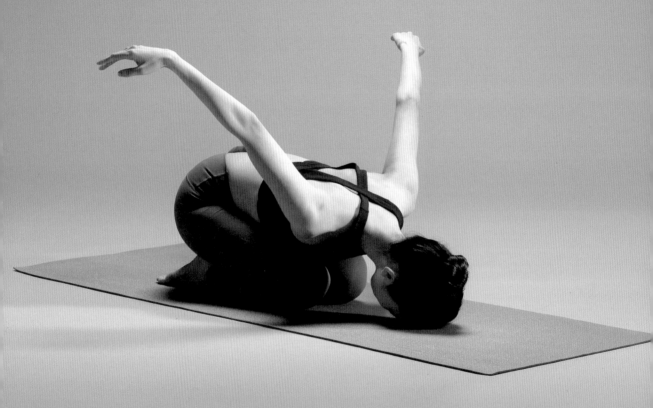

어깨뼈 안쪽에 의식을 집중해 천천히 팔을 움직인다.
팔만 움직이지 않도록 주의한다.

CHECK POINT

- ☐ 엉덩이가 뒤꿈치에 닿았는가?
- ☐ 어깨뼈의 움직임이 느껴지는가?
- ☐ 팔을 부드럽게 움직이고 있는가?

관련 필라테스
- 리칭 암스 ▶▶ P.50
- 숄더 무브먼트 ▶▶ P.108
- 리버스 플랭크 ▶▶ P.118

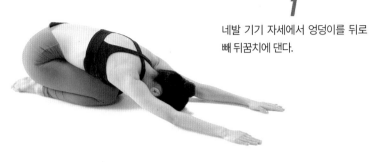

1

네발 기기 자세에서 엉덩이를 뒤로
빼 뒤꿈치에 댄다.

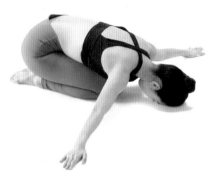

2

팔을 옆으로 벌린다. <u>숨을 들이마시
며 준비한다.</u>

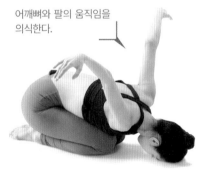

어깨뼈와 팔의 움직임을
의식한다.

3

<u>숨을 모두 내쉬면서</u> 어깨뼈를 안쪽
으로 모아 어깨, 팔 순으로 부드럽게
들어 올린다.

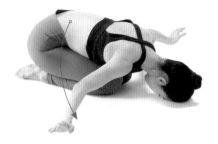

4

<u>다시 숨을 들이마시면서</u> 어깨뼈를
바깥쪽으로 벌려 팔을 내린다. 3과 4를
5회 반복한다.

벽을 이용한 자세

바로 누운 자세

엎드린 자세

옆으로 향한 자세

네발 기기 자세

앉은 자세

선 자세

CLASSICAL

플래핑

웨그 더 테일

WAG THE TAIL

개가 꼬리를 흔들 듯 움직인다

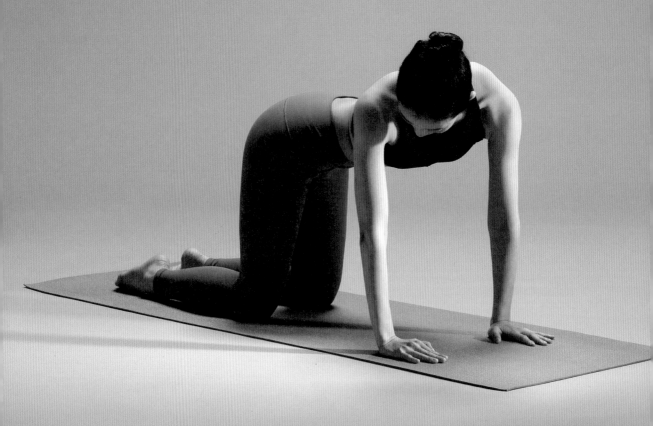

척추의 유연성을 기르는 동작이다.
손발을 고정한 채 골반을 좌우로 당겨 척추를 휘게 한다.

CHECK POINT

- ☐ 팔꿈치를 구부리고 있진 않은가?
- ☐ 척추의 커브가 느껴지는가?
- ☐ 옆구리가 수축하고 있는가?

관련 필라테스
- 노우즈 서클 ▶▶ P.48
- 라테랄 밴딩 ▶▶ P.66
- 다이얼 무브먼트 ▶▶ P.106

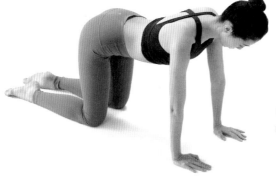

1

네발 기기 자세에서 발등을 바닥에 댄다. 숨을 들이마시며 준비한다.

엉덩이 높이를 유지한 채
옆으로 휘게 한다.

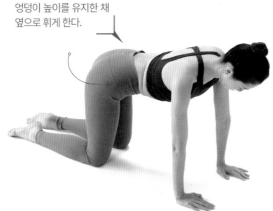

2

숨을 모두 내쉬면서 상체를 고정한 채 엉덩이를 한쪽으로 비틀어 등을 휘게 한다. 다시 숨을 들이마시며 1로 돌아간다. 좌우 번갈아 5회씩 실시한다.

응용 동작

상체를 크게 휘어 위 운동보다 척추 곡선을 더욱 크게 그리면 옆구리를 좀 더 늘일 수 있다. 좌우 번갈아 5회씩 실시한다.

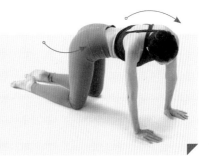

벽을 이용한 자세

바로 누운 자세

엎드린 자세

옆으로 향한 자세

네발 기기 자세

앉은 자세

선 자세

CLASSICAL

웨그 더 테일

캣 로테이션
CAT ROTATION

고양이처럼 유연하게 움직인다

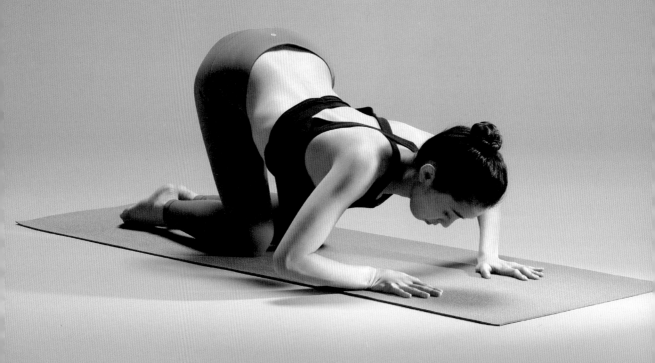

등을 다이내믹하게 움직여 유연한 척추 만들기를 목표로 한다.
상체를 크게 회전시킬수록 효과는 업!

CHECK POINT

- ☐ 어깨뼈의 움직임을 의식하고 있는가?
- ☐ 손바닥으로 바닥을 밀고 있는가?
- ☐ 등을 부드럽게 움직이고 있는가?

관련 필라테스
- 스몰 로킹 ▶▶ P.40
- 다이얼 무브먼트 ▶▶ P.106
- 숄더 무브먼트 ▶▶ P.108

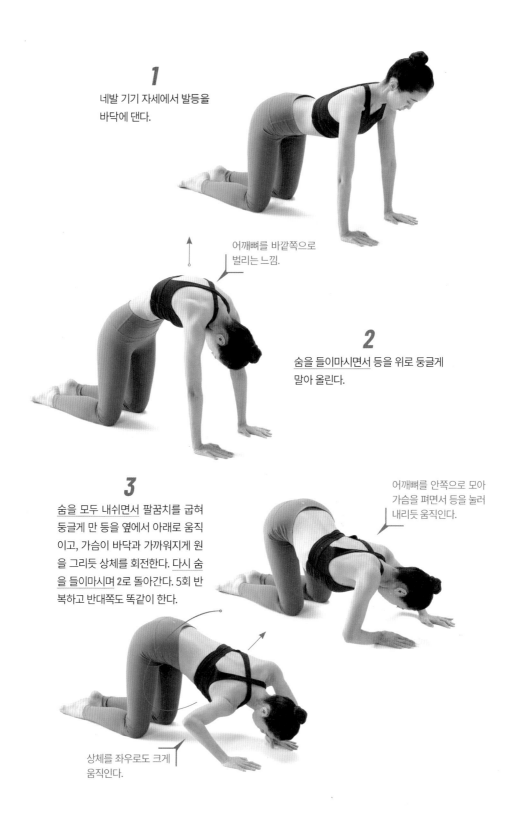

1

네발 기기 자세에서 발등을 바닥에 댄다.

어깨뼈를 바깥쪽으로 벌리는 느낌.

2

숨을 들이마시면서 등을 위로 둥글게 말아 올린다.

3

숨을 모두 내쉬면서 팔꿈치를 굽혀 둥글게 만 등을 옆에서 아래로 움직이고, 가슴이 바닥과 가까워지게 원을 그리듯 상체를 회전한다. 다시 숨을 들이마시며 **2**로 돌아간다. 5회 반복하고 반대쪽도 똑같이 한다.

어깨뼈를 안쪽으로 모아 가슴을 펴면서 등을 눌러 내리듯 움직인다.

상체를 좌우로도 크게 움직인다.

벽을 이용한 자세

바로 누운 자세

엎드린 자세

옆으로 향한 자세

네발 기기 자세

앉은 자세

선 자세

CLASSICAL

캣 로테이션

쏘라식 트위스트

THORACIC TWIST

옆을 향해 가슴 중앙을 보이듯 움직인다

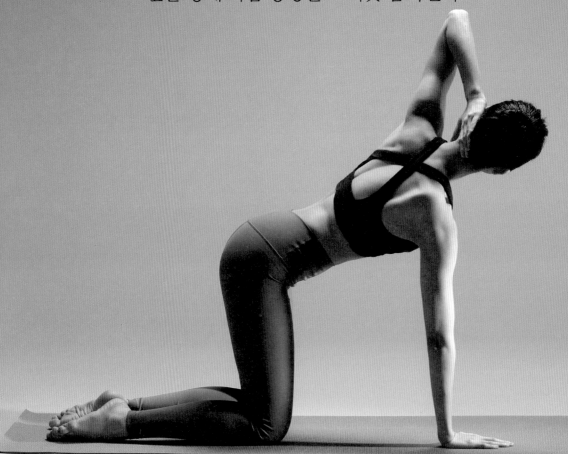

척추(특히 흉추)의 비틀림을 쉽게 느낄 수 있는 운동이다.
골반의 위치는 그대로 두고 가슴을 시원하게 편다.

CHECK POINT

- ☐ 흉추의 비틀림이 느껴지는가?
- ☐ 손바닥으로 바닥을 밀고 있는가?
- ☐ 팔꿈치가 안쪽으로 들어가 있진 않은가?

관련 필라테스
- 니 스웨이 ▶▶ P.52
- 와이퍼 ▶▶ P.68
- 보우 앤드 어로우 ▶▶ P.84

벽을 이용한 자세

바로 누운 자세

엎드린 자세

옆으로 향한 자세

네발 기기 자세

앉은 자세

선 자세

CLASSICAL

쏘라식 트위스트

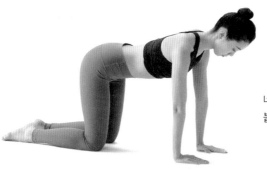

1

네발 기기 자세에서 발등을 바닥에 붙인다.

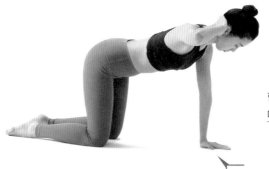

2

한쪽 손을 귀 뒤에 댄다. 숨을 들이 마시며 준비한다.

손바닥으로 바닥을 꾹 누른다.

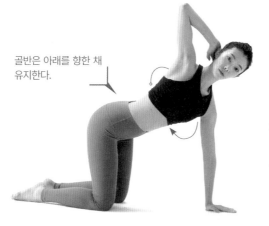

골반은 아래를 향한 채 유지한다.

3

숨을 모두 내쉬면서 상체를 비틀어 옆을 향해 가슴을 편다. 다시 숨을 들 이마시며 2로 돌아간다. 2와 3을 5회 반복하고 반대쪽도 똑같이 한다.

97

다운 스트레치
DOWN STRETCH
상체를 매끄럽게 일으킨다

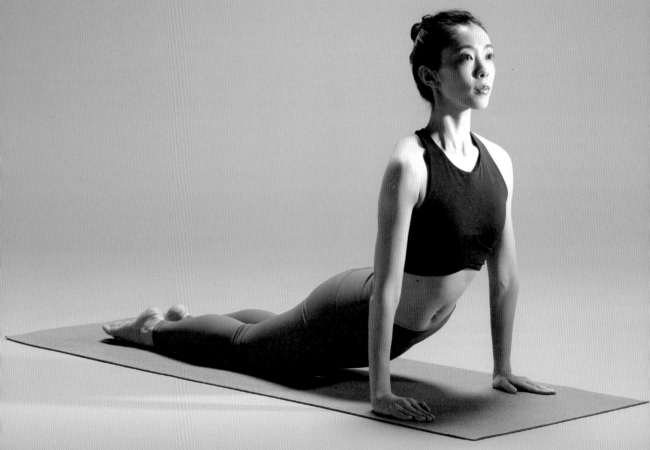

아래에서 위로 상체를 일으키듯 체중을 이동시키며
가슴을 기분 좋게 쭉 편다.

CHECK POINT

- [ ] 가슴을 쭉 폈는가?
- [ ] 손바닥으로 바닥을 밀고 있는가?
- [ ] 어깨를 움츠리고 있진 않은가?

관련 필라테스
- 코브라 ▶▶ P.62
- 프리 스위밍 ▶▶ P.74
- 스콜피온 ▶▶ P.102

1

네발 기기 자세에서 엉덩이를 뒤로 쭉 빼 뒤꿈치에 댄다. 숨을 들이마시며 준비한다.

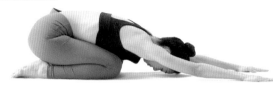

2

숨을 내쉬면서 체중을 앞쪽으로 이동시키며 팔꿈치를 굽힌다.

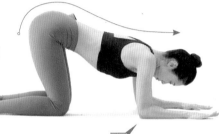

아래팔로 바닥을 밀고 등을 젖히면서 앞쪽으로 이동한다.

3

어깨를 손 앞쪽으로 이동시켜 배를 바닥에 대고 엎드린다.

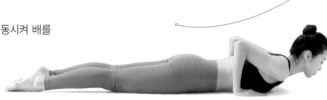

바닥에 닿을 듯 말 듯한 높이로 가슴을 이동시킨다.

4

계속해서 숨을 모두 내쉬며 팔을 펴 상체를 일으킨다. 다시 숨을 들이마시면서 반대로 움직여 1로 돌아간다. 5회 실시한다.

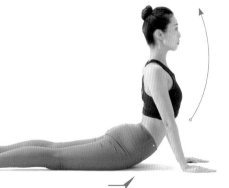

가능한 사람은 골반을 바닥에서 띄워 손바닥과 무릎으로 몸을 지탱한다.

벽을 이용한 자세

바로 누운 자세

엎드린 자세

옆으로 향한 자세

네발 기기 자세

앉은 자세

선 자세

CLASSICAL

다운 스트레치

업 스트레치

UP STRETCH

등을 위로 번쩍 들어 올린다

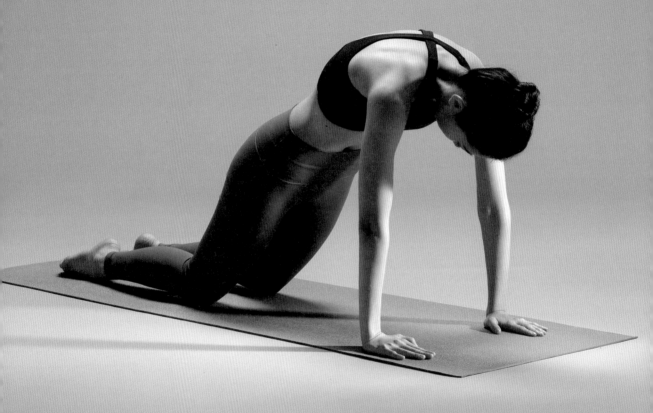

몸 뒤쪽을 길게 늘이는 운동이다.
배에 힘을 꽉 준 채 체중을 이동시킨다.

CHECK POINT

- ☐ 등을 둥글게 유지하고 있는가?
- ☐ 손으로 바닥을 밀고 있는가?
- ☐ 배에 힘을 꽉 주고 있는가?

관련 필라테스
- 어퍼 백 컬 ▶▶ P.32
- 캣 로테이션 ▶▶ P.94
- 숄더 무브먼트 ▶▶ P.108

1

네발 기기 자세에서 엉덩이를 뒤로
쭉 빼 뒤꿈치에 댄다. <u>숨을 들이마시
며 준비한다.</u>

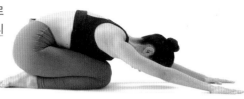

2

<u>숨을 내쉬며</u> 손으로 바닥을 누르면
서 엉덩이를 들어 올린다.

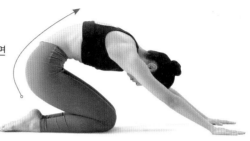

3

배를 끌어 올리면서 엉덩이를 더욱
높이 들어 체중을 앞쪽으로 이동시
킨다.

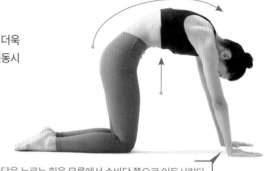

바닥을 누르는 힘을 무릎에서 손바닥 쪽으로 이동시킨다.

배에 힘을 줘 등을 둥그스름하게 한다.

4

계속해서 <u>숨을 모두 내쉬며</u> 고관절
을 펴 어깨를 손 앞쪽으로 이동시킨
다. <u>다시 숨을 들이마시면서</u> 반대로
움직여 1로 돌아간다. 5회 반복한다.

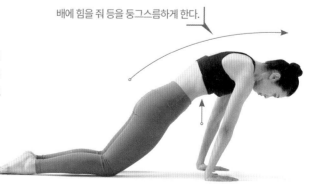

배를 ⊙ 옳은 자세

바로 누운 자세

엎드린 자세

옆으로 향한 자세

네발기기자세

앉은 자세

선 자세

CLASSICAL

업스트레치

스콜피온

SCORPION

균형을 잡으면서 힘차고 아름답게 움직인다

전갈 꼬리처럼 다리를 말아 올려
가슴과 고관절을 스트레칭한다.
전신의 힘을 이용해 동작을 실시한다.

CHECK POINT

☐ 고관절과 가슴을 폈는가?
☐ 정강이와 손으로 바닥을 밀고 있는가?
☐ 복부(코어)의 안정성을 유지하고 있는가?

관련 필라테스
● 프리 스위밍 ▶▶ P.74
● 다운 스트레치 ▶▶ P.98
● 타이 스트레치 ▶▶ P.120

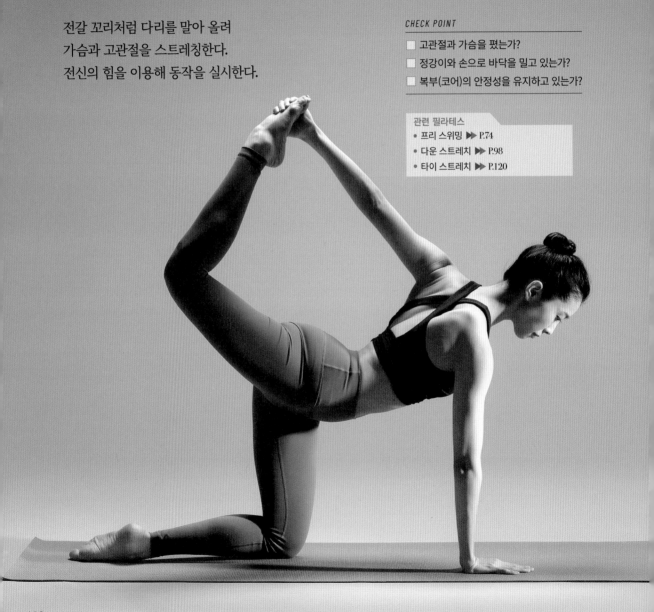

1

네발 기기 자세에서 발등을 바닥에 댄다.

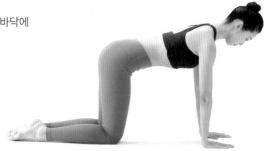

2

한쪽 손을 뒤로 뻗고 반대쪽 다리를 들어 올린 다음 발등을 잡아 안쪽으로 당긴다. <u>숨을 들이마시며 준비한다.</u>

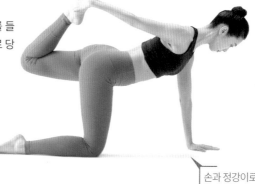

손과 정강이로 바닥을 민다.

3

숨을 모두 내쉬며 잡은 손과 발을 서로 당기면서 고관절을 펴 다리를 높이 들고 가슴을 편다. 다시 <u>숨을 들이마시며</u> 2로 돌아간다. 2와 3을 5회 반복하고 반대쪽도 똑같이 한다.

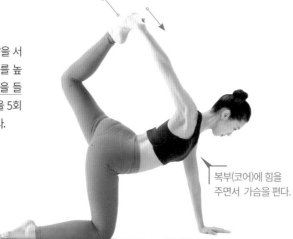

복부(코어)에 힘을 주면서 가슴을 편다.

벽을 이용한 자세

바로 누운 자세

엎드린 자세

옆으로 향한 자세

네발 기기 자세

앉은 자세

선 자세

CLASSICAL

스콜피온

도그 피

DOG PEE

개가 소변을 보는 듯한 포즈로 움직인다

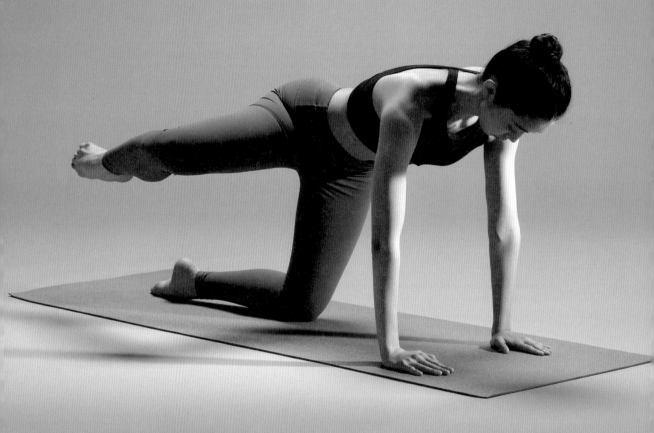

엉덩이에 힘을 줘 고관절을 축으로 다리를 움직인다.
양손으로 바닥을 밀고 몸을 안정화시켜 부드럽게 동작한다.

CHECK POINT

☐ 골반이 기울진 않았는가?

☐ 엉덩이 근육에 힘이 들어가 있는가?

☐ 복부(코어)의 안정성을 유지하고 있는가?

관련 필라테스
- 스네이킹 ▶▶ P.28
- 클램 ▶▶ P.76
- 사이드 플랭크 ▶▶ P.86

1

네발 기기 자세에서 숨을 들이마시며
준비한다.

발목은 펴도 구부려도 OK.
편한 방법으로 한다.

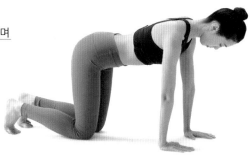

2

숨을 모두 내쉬면서 무릎을 굽힌 채
한쪽 다리를 골반 높이까지 옆으로
들어 올린다. 다시 숨을 들이마시며
1로 돌아간다. 5회 반복하고 반대쪽
도 똑같이 한다.

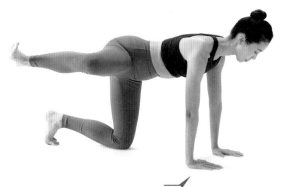

손과 발로 바닥을 민다.
동작할 때 신체 축(척
추)이 무너지지 않게 주
의한다.

응용 동작

무릎을 펴면 엉덩이 근육
을 더욱 강화할 수 있다.
네발 기기 자세에서 한쪽
무릎을 펴서 골반 높이까
지 들어 올린 다음 시작
자세로 돌아간다. 좌우 각
5회씩 실시한다.

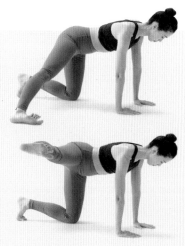

벽을 이용한 자세

바로 누운 자세

엎드린 자세

옆으로 향한 자세

네발 기기 자세

앉은 자세

선 자세

CLASSICAL

도그피

다이얼 무브먼트

DIAL MOVEMENT

금고의 다이얼이 돌아가듯 움직인다

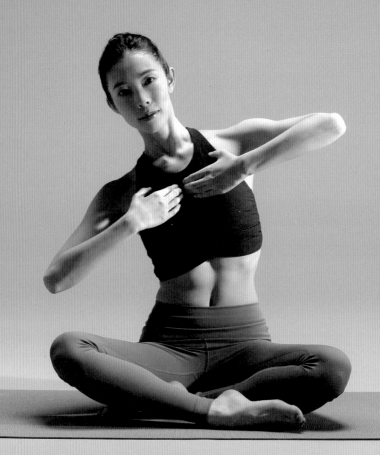

손가락 안쪽에 있는 척추를 느끼면서 그 부위를 축으로 몸을 옆으로 기울인다.
작은 각도로 움직여도 OK.

CHECK POINT

- ☐ 좌골이 바닥에서 들려 있진 않은가?
- ☐ 척추의 움직임을 느끼고 있는가?
- ☐ 척추의 신장을 의식하고 있는가?

관련 필라테스

- 라테랄 밴딩 ▶▶ P.66
- 웨그 더 테일 ▶▶ P.92
- 시티드 머메이드 ▶▶ P.110

벽을 이용한 자세

바로 누운 자세

엎드린 자세

옆으로 향한 자세

네발기기 자세

앉은자세

선자세

CLASSICAL

다이얼 무브먼트

1

좌골을 바닥에 붙이고 책상다리를 하듯 다리를 포개 앉는다. 손끝을 가슴뼈(쇄골 바로 아래 부위)에 댄다. 숨을 들이마시며 준비한다.

손끝 안쪽에 있는 척추를 이미지화한다.

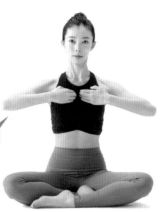

등을 꼿꼿이 세우고 척추를 의식하며 몸을 옆으로 기울인다.

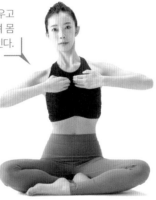

2

숨을 모두 내쉬면서 가슴뼈를 축으로 몸을 옆으로 기울인다. 다시 숨을 들이마시며 1로 돌아간다.

3

반대쪽도 2와 똑같이 하고 좌우 번갈아 3회씩 실시한다.

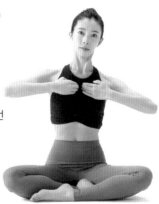

응용 동작

손끝을 가슴에서 배까지 조금씩 내려가며 그 부위를 축으로 해서 몸을 좌우로 기울인다. 동작할 때 척추뼈 하나하나를 의식하며 움직이고, 한 번씩 포갠 다리의 위치를 바꿔주는 것이 좋다.

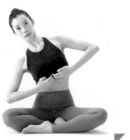

107

솔더 무브먼트

SHOULDER MOVEMENT

척추와 팔이 이어져 있는 듯한 느낌으로 움직인다

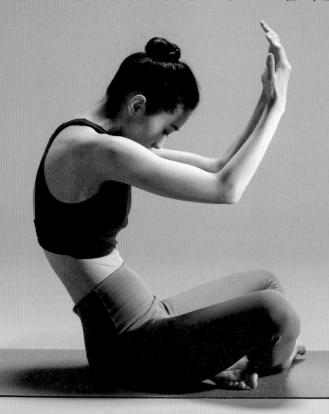

어깨뼈와 팔을 크게 움직여 부드럽게 동작한다.
동작을 반복할 때마다 어깨와 어깨뼈가 시원하게 풀릴 것이다.

CHECK POINT

- ☐ 좌골이 바닥에서 들려 있진 않은가?
- ☐ 척추의 움직임을 느끼고 있는가?
- ☐ 어깨뼈의 움직임을 의식하고 있는가?

관련 필라테스
- 솔더 로테이션 ▶▶ P.60
- 플래핑 ▶▶ P.90
- 캣 로테이션 ▶▶ P.94

1

좌골을 바닥에 붙이고 책상다리를 하듯 다리를 포개 앉는다. 팔꿈치를 직각으로 굽히고 손바닥은 정면을 향한 채 옆으로 벌린다. <u>숨을 들이마시며 준비한다.</u>

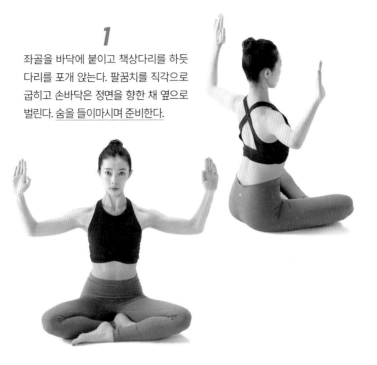

2

<u>숨을 모두 내쉬면서 양팔을 앞으로 모아 등을 둥글게 말고 머리를 숙인다.</u>

어깨뼈를 바깥쪽으로 벌린다.

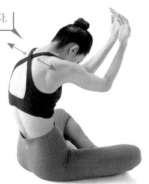

어깨뼈를 안쪽으로 모은다.

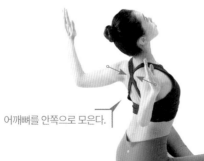

3

다시 숨을 들이마시면서 양팔을 뒤쪽으로 당겨 가슴을 펴고 머리를 들어 올린다. 2와 3을 5회 반복한다.

벽을 이용한 자세

바로 누운 자세

엎드린 자세

옆으로 향한 자세

네발기기 자세

앉은 자세

선 자세

CLASSICAL

숄더 무브먼트

시티드 머메이드

SEATED MERMAID

인어처럼 아름답게 뻗는다

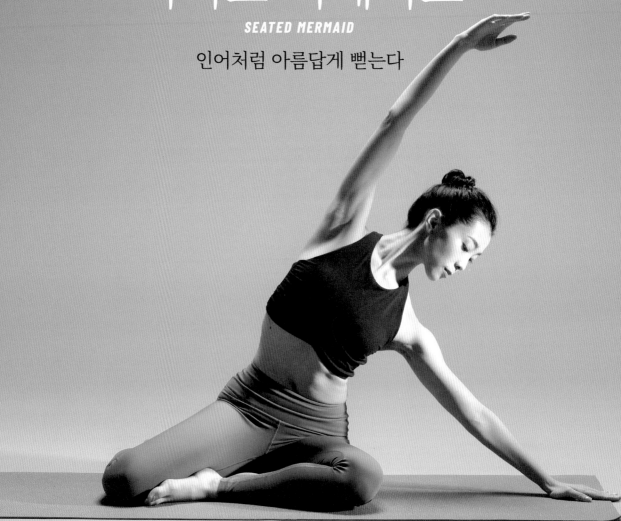

몸 바깥쪽을 시원하게 스트레칭한다.
골반과 갈비뼈를 떼어내듯 옆구리를 늘인다.

CHECK POINT

- ☐ 좌골이 바닥에서 들려 있진 않은가?
- ☐ 상체를 앞으로 숙이진 않았는가?
- ☐ 척추의 신장을 의식하고 있는가?

관련 필라테스

- 사이드 로테이션 ▶▶ P.88
- 웨그 더 테일 ▶▶ P.92
- 다이얼 무브먼트 ▶▶ P.106

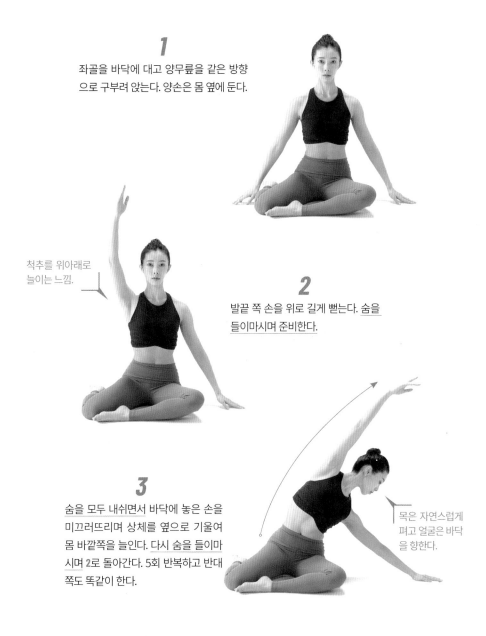

1

좌골을 바닥에 대고 양무릎을 같은 방향으로 구부려 앉는다. 양손은 몸 옆에 둔다.

척추를 위아래로 늘이는 느낌.

2

발끝 쪽 손을 위로 길게 뻗는다. 숨을 들이마시며 준비한다.

3

숨을 모두 내쉬면서 바닥에 놓은 손을 미끄러뜨리며 상체를 옆으로 기울여 몸 바깥쪽을 늘인다. 다시 숨을 들이마시며 **2**로 돌아간다. 5회 반복하고 반대쪽도 똑같이 한다.

목은 자연스럽게 펴고 얼굴은 바닥을 향한다.

응용 동작

위 운동의 **3**에서 위로 뻗은 손을 반대쪽 겨드랑이 아래로 넣어 뻗으면서 척추를 비튼다. 이 동작은 엉덩이 근육까지 스트레칭할 수 있다.

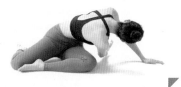

벽을 이용한 자세

바로 누운 자세

엎드린 자세

옆으로 향한 자세

네발기기 자세

앉은 자세

선 자세

CLASSICAL

시티드 머메이드

프리 스파인 스트레치

PRE SPINE STRETCH

배를 끌어당기면서 척추를 늘인다

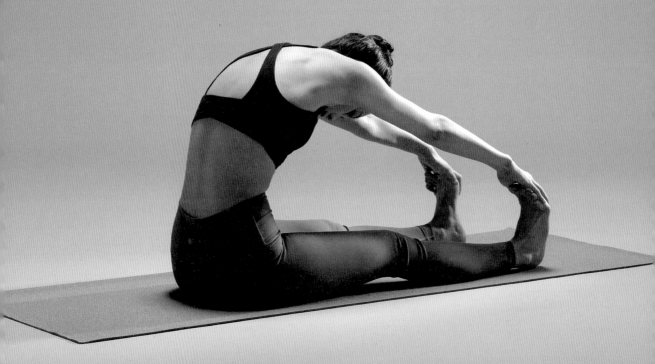

상체를 앞으로 숙이지 말고 척추를 늘인다는 느낌으로 등을 둥글게 만다.
뒤꿈치를 앞으로 쭉 밀면 스트레칭 효과가 더 좋아진다.

CHECK POINT

- ☐ 뒤꿈치를 밀고 있는가?
- ☐ 배를 끌어당기고 있는가?
- ☐ 척추의 신장을 의식하고 있는가?

관련 필라테스
- 펠빅 틸트 ▶▶ P.30
- 업 스트레치 ▶▶ P.100
- 하프 롤 다운 ▶▶ P.132

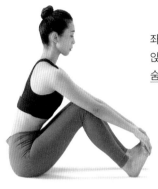

1

좌골을 바닥에 붙이고 무릎을 굽혀 앉는다. 양손으로 발가락을 잡는다. <u>숨을 들이마시며 준비한다.</u>

양발은 허리 너비만큼 벌린다.

2

<u>숨을 모두 내쉬면서</u> 뒤꿈치를 밀어 내 양쪽 다리를 뻗으며 등을 둥글게 만든다. 다시 <u>숨을 들이마시며</u> 1로 돌아간다. 5회 반복한다.

배를 끌어당기고 등을 스트레칭하는 느낌.

응용 동작

얼굴을 들면 척추의 유연성을 더욱 높일 수 있다. 위 운동의 **2**에서 등을 둥글게 만 다음 <u>숨을 들이마시면서</u> 얼굴을 들어 등을 젖힌다. 동작을 5회 반복한다.

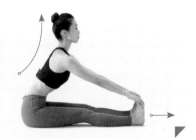

벽을 이용한 자세

바로 누운 자세

엎드린 자세

옆으로 향한 자세

네 발 기기 자세

앉은 자세

선 자세

CLASSICAL

프리 스파인 스트레치

헬리콥터
HELICOPTER

척추를 축으로 헬리콥터처럼 움직인다

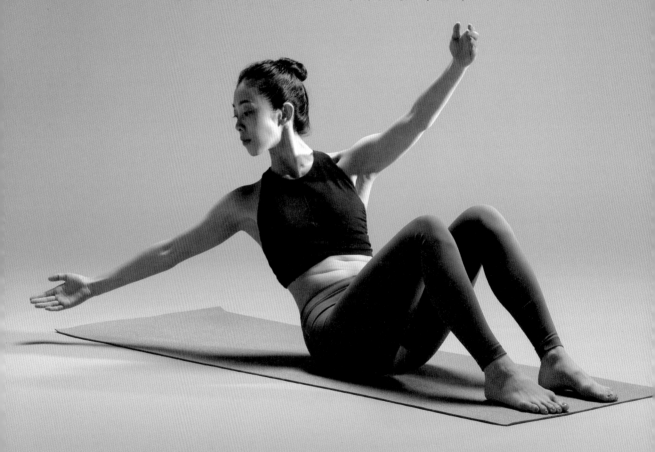

척추를 부드럽게 말았다가 비트는 것이 포인트.
복근을 사용해 신체의 안정성을 유지하면서 실시한다.

CHECK POINT

- ☐ 복근(특히 복사근)을 사용하고 있는가?
- ☐ 척추가 부드럽게 움직이고 있는가?
- ☐ 신체 축(척추)이 무너지진 않았는가?

관련 필라테스
- 헤드 롤 업 트위스트 ▶▶ P.44
- 와이퍼 ▶▶ P.68
- 틱택 ▶▶ P.116

114

1

좌골을 바닥에 대고 무릎을 굽혀 앉는다.
양발은 주먹 하나 너비만큼 벌린다. 양팔
을 어깨높이로 올려 가볍게 팔꿈치를 구
부리고 손끝끼리 붙인다. 숨을 들이마시
며 준비한다.

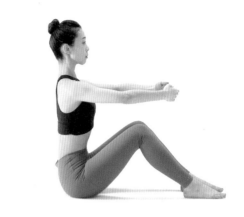

2

숨을 내쉬면서 꼬리뼈부터 조금씩 척추
를 둥글게 만다.

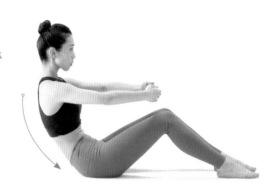

3

계속해서 숨을 모두 내쉬면서 상체를 비
틀어 팔을 크게 벌린다. 다시 숨을 들이마
시면서 반대로 움직여 1로 돌아간다. 좌
우 번갈아 5회씩 실시한다.

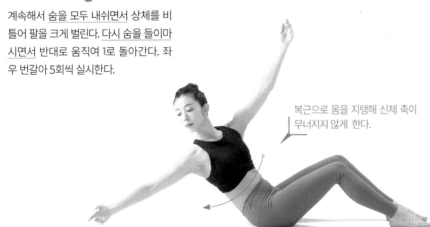

복근으로 몸을 지탱해 신체 축이
무너지지 않게 한다.

벽을 이용한 자세

바로 누운 자세

엎드린 자세

옆으로 향한 자세

네발기기 자세

앉은 자세

선 자세

CLASSICAL

헬리콥터

틱 택
TICKTACK

다리를 메트로놈처럼 똑딱똑딱 움직인다

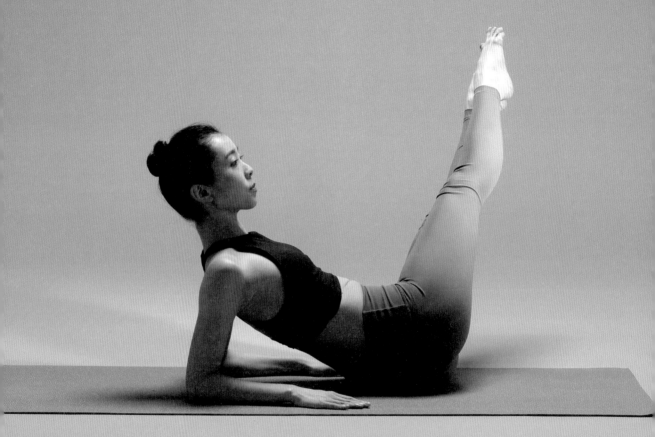

팔꿈치로 몸을 지지하고 다리를 좌우로 움직여 척추(특히 흉추)를 비튼다.
복부(코어) 강화에 추천하는 운동이다.

CHECK POINT

- ☐ 신체 축(척추)이 무너지진 않았는가?
- ☐ 복근(특히 복사근)을 사용하고 있는가?
- ☐ 복부(코어)의 안정성을 유지하고 있는가?

관련 필라테스
- 헤드 롤 업 트위스트 ▶▶ P.44
- 헬리콥터 ▶▶ P.114
- 스탠딩 쏘우 ▶▶ P.134

1

좌골을 바닥에 대고 무릎을 굽혀 앉는다. 몸을 뒤쪽으로 기울여 팔꿈치로 지지하고 다리를 모아 발끝을 편 다음 발을 바닥에서 띄운다.

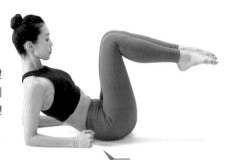

주먹은 쥐어도 펴도 OK. 편한 방법으로 한다.

2

무릎을 펴서 다리를 위로 들어 올린다. 숨을 들이마시며 준비한다.

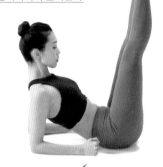

복근으로 몸을 지탱해 신체 축이 무너지지 않게 한다.

3

숨을 모두 내쉬면서 다리를 한쪽으로 기울인다. 다시 숨을 들이마시면서 2로 돌아간다.

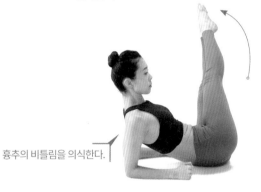

흉추의 비틀림을 의식한다.

4

숨을 모두 내쉬면서 다리를 반대쪽으로 기울이고, 숨을 들이마시면서 2로 돌아간다. 좌우 번갈아 5회씩 실시한다.

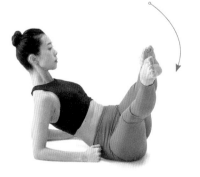

벽을 이용한 자세

바로 누운 자세

엎드린 자세

옆으로 향한 자세

네발기기 자세

앉은 자세

선 자세

CLASSICAL

틱택

리버스 플랭크

REVERSE PLANK

위에 누가 올라타도 무너지지 않을 강도로 동작한다

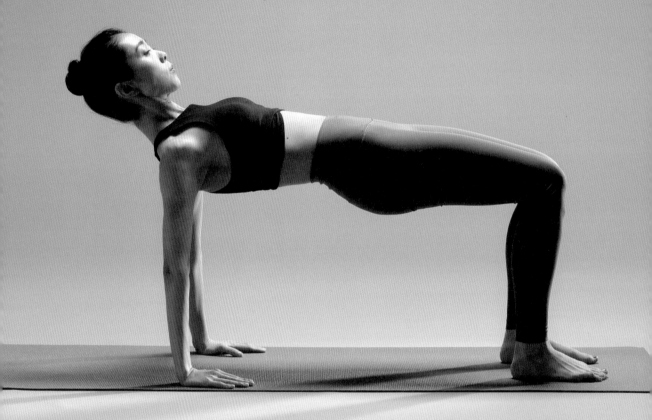

팔과 어깨, 등, 배, 엉덩이, 허벅지 뒤쪽 등
모든 근육을 사용해 의자 모양의 자세를 유지한다.

CHECK POINT

- ☐ 신체 축(척추)이 무너지진 않았는가?
- ☐ 복근(특히 복사근)을 사용하고 있는가?
- ☐ 복부(코어)의 안정성을 유지하고 있는가?

관련 필라테스
- 후레이 브릿지 ▶▶ P.34
- 힙 익스텐션 ▶▶ P.70
- 플래핑 ▶▶ P.90

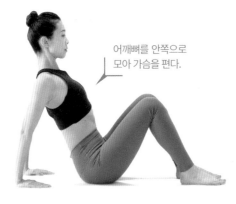

어깨뼈를 안쪽으로
모아 가슴을 편다.

1

좌골을 바닥에 대고 무릎을 굽혀 앉는
다. 양발은 허리 너비만큼 벌린다. 양
손은 손끝이 엉덩이를 향하게 해서 몸
뒤쪽 바닥에 둔다. 숨을 들이마시며
준비한다.

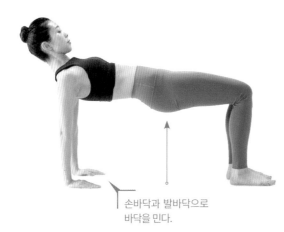

2

숨을 모두 내쉬면서 엉덩이를 들어 올
려 어깨와 무릎이 일직선을 이루도록
한다. 다시 숨을 들이마시며 1로 돌아
간다. 5회 반복한다.

손바닥과 발바닥으로
바닥을 민다.

응용 동작

한쪽 다리를 펴면 팔과 엉덩이
근육을 한층 더 강화할 수 있
다. 위 운동의 2를 시작 자세로
하여 한쪽 무릎을 편 다음 원
위치로 돌아간다. 좌우 번갈아
5회씩 실시한다.

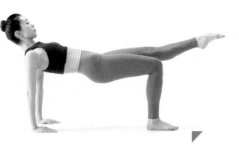

벽을 이용한 자세

바로 누운 자세

엎드린 자세

옆으로 향한 자세

네발기기 자세

앉은 자세

선 자세

CLASSICAL

리버스 플랭크

타이 스트레치

THIGH STRETCH

경첩처럼 무릎 관절을 축으로 움직인다

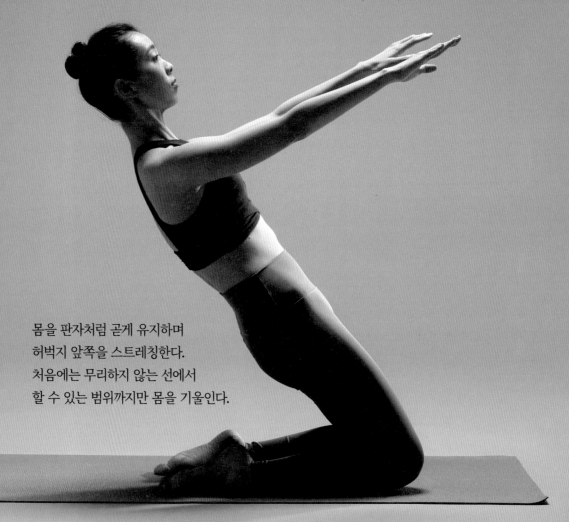

몸을 판자처럼 곧게 유지하며
허벅지 앞쪽을 스트레칭한다.
처음에는 무리하지 않는 선에서
할 수 있는 범위까지만 몸을 기울인다.

CHECK POINT

☐ 엉덩이가 뒤로 빠지진 않았는가?

☐ 등이 구부정하진 않은가?

☐ 복부(코어)의 안정성을 유지하고 있는가?

관련 필라테스
- 플랭크 ▶▶ P.72
- 프리 스위밍 ▶▶ P.74
- 스콜피온 ▶▶ P.102

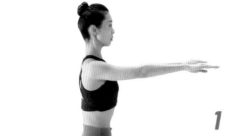

1

무릎을 허리 너비만큼 벌리고 무릎으로 선다. 양팔은 어깨높이에서 앞으로 뻗고 손바닥을 아래로 향하게 한다. <u>숨을 들이마시며 준비한다.</u>

2

숨을 모두 내쉬면서 무릎을 축으로 하여 몸을 뒤쪽으로 기울인다. <u>다시 숨을 들이마시며</u> 1로 돌아간다. 5회 반복한다.

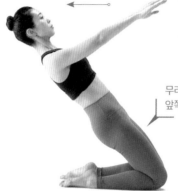

무리하지 않는 선까지만 몸을 기울여 허벅지 앞쪽 근육(대퇴사두근)을 늘인다.

응용 동작

상체를 옆으로 비틀면 복사근을 강화할 수 있다. 위 운동의 **2**를 시작으로 숨을 모두 내쉬면서 몸을 비틀어 팔을 벌리고, 다시 숨을 들이마시면서 **2**로 돌아간다. 좌우 번갈아 5회씩 실시한다.

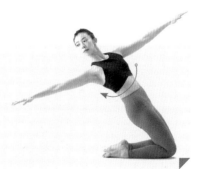

벽을 이용한 자세

바로 누운 자세

엎드린 자세

옆으로 향한 자세

네발 기기 자세

앉은 자세

선 자세

CLASSICAL

타이 스트레치

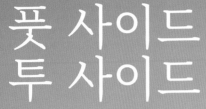

풋 사이드
투 사이드

FOOT SIDE TO SIDE

발바닥 중심 이동에
포커스를 두고
동작한다

체중이 실린 부위를
느끼는 것이 중요하다.
단순하지만 이미지대로
발을 움직이기 위해
중요한 동작이다.

CHECK POINT

- ☐ 양발을 균등하게 움직이고 있는가?
- ☐ 중심 이동이 느껴지는가?
- ☐ 어깨 위치가 무너지진 않았는가?

관련 필라테스
- 인치웜 ▶▶ P.26
- 어덕션 ▶▶ P.38
- 사이드 리프트 ▶▶ P.82

1

양발을 허리 너비만큼 벌리고 선다. 발끝은 정면을 향하게 하고 손을 골반에 얹는다. 숨을 들이마시며 준비한다.

2

숨을 모두 내쉬면서 발의 안쪽 면과 바깥쪽 면을 가볍게 떼어 중심을 이동시킨다. 다시 숨을 들이마시면서 1로 돌아간다. 좌우 각 5회씩 반복한다.

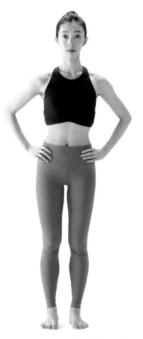

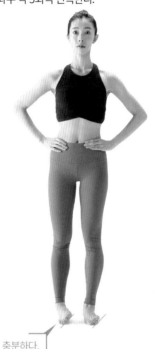

발바닥이 바닥에서 멀어지는 느낌이면 충분하다. 동작할 때 중심 이동을 느끼는 것이 중요하다.

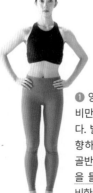

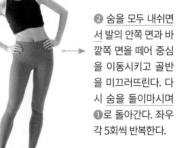

응용 동작

❶ 양발을 허리 너비만큼 벌리고 선다. 발끝은 정면을 향하게 하고 손을 골반에 얹는다. 숨을 들이마시며 준비한다.

❷ 숨을 모두 내쉬면서 발의 안쪽 면과 바깥쪽 면을 떼어 중심을 이동시키고 골반을 미끄러뜨린다. 다시 숨을 들이마시며 ❶로 돌아간다. 좌우 각 5회씩 반복한다.

벽을 이용한 자세

바로 누운 자세

엎드린 자세

옆으로 향한 자세

네발기기 자세

앉은 자세

선 자세

CLASSICAL

풋 사이드 투 사이드

플리에

PLIE

무릎보다
발목과 고관절을
굽힌다는 느낌으로
동작한다

발목의 움직임이
좋아지는 운동이다.
발바닥으로 바닥을 꽉 누르면서
축을 무너뜨리지 않고
몸을 반듯이 아래로 내린다.

CHECK POINT

- [ ] 발목과 고관절을 움직이고 있는가?
- [ ] 발바닥으로 바닥을 밀고 있는가?
- [ ] 상체가 앞뒤로 기울진 않았는가?

관련 필라테스
- 스네이킹 ▶▶ P.28
- 파세 ▶▶ P.80
- 사이드 플랭크 ▶▶ P.86

1

뒤꿈치를 붙이고 발끝을 벌려 선다. 손은 골반에 얹는다. 숨을 들이마시며 준비한다.

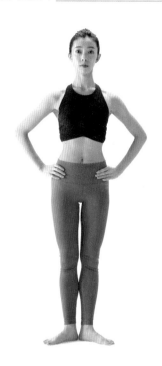

2

숨을 모두 내쉬면서 발목과 고관절을 가볍게 굽힌다. 다시 숨을 들이마시며 1로 돌아간다. 5회 반복한다.

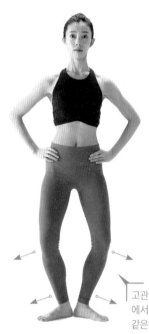

고관절을 벌린 상태에서 무릎이 발끝과 같은 방향을 향하도록 굽힌다.

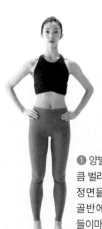

❶ 양발을 허리 너비만큼 벌리고 선다. 발끝은 정면을 향한다. 손은 골반에 얹는다. 숨을 들이마시며 준비한다.

응용 동작

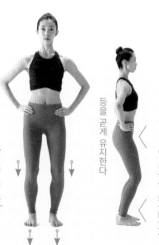

등을 곧게 유지한다

❷ 숨을 모두 내쉬면서 발목과 고관절을 가볍게 굽힌다. 다시 숨을 들이마시며 ❶로 돌아간다. 5회 반복한다.

벽을 이용한 자세

바로 누운 자세

엎드린 자세

옆으로 향한 자세

네발기기 자세

앉은 자세

선 자세

CLASSICAL

플리에

카프 레이즈

CALF RAISE

천장에서 실로 몸을
잡아당기는 느낌으로
동작한다

몸이 흔들리지 않도록 유의하며
뒤꿈치를 들어 올린다.
종아리, 엉덩이, 허벅지(특히 내전근)
근육을 사용한다.

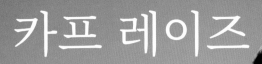

CHECK POINT

- ☐ 하체 근육을 사용하고 있는가?
- ☐ 뒤꿈치가 위로 들려 있는가?
- ☐ 몸이 안정적인가?

관련 필라테스

- 인치웜 ▶▶ P.26
- 어덕션 ▶▶ P.38
- 플랭크 ▶▶ P.72

1

뒤꿈치를 붙이고 발끝을 벌려 선다. 손은 골반에 얹는다. 숨을 들이마시며 준비한다.

2

숨을 모두 내쉬면서 뒤꿈치를 들어 올린다. 다시 숨을 들이마시며 1로 돌아간다. 5회 반복한다.

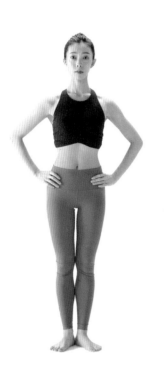

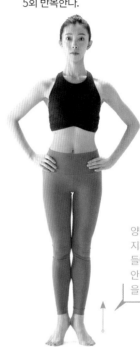

양쪽 발꿈치가 떨어지지 않는 위치까지 들어 올린다. 허벅지 안쪽 근육(내전근)을 확실히 사용한다.

응용 동작

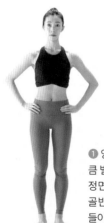

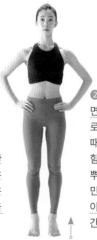

❶ 양발을 허리 너비만큼 벌리고 선다. 발끝은 정면을 향한다. 손은 골반에 얹는다. 숨을 들이마시며 준비한다.

❷ 숨을 모두 내쉬면서 뒤꿈치를 똑바로 들어 올린다. 이때 엉덩이 근육에 힘을 주고 발가락 뿌리 부위로 바닥을 민다. 다시 숨을 들이마시며 ❶로 돌아간다. 5회 반복한다.

워킹
WALKING

제자리걸음을 천천히 하며
발목과 고관절의 움직임을
의식한다

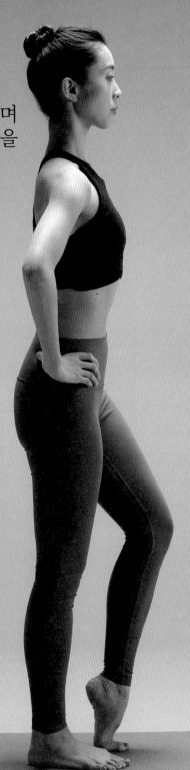

발바닥으로 바닥을 밀며
제자리에서 걷는다.
발목과 고관절의 움직임을 의식하며
동작을 실시한다.

CHECK POINT

☐ 발목의 움직임을 의식하고 있는가?
☐ 엄지발가락과 새끼발가락 뿌리 부위로
　바닥을 밀고 있는가?
☐ 복부(코어)의 안정성을 유지하고 있는가?

관련 필라테스
• 인치웜 ▶▶ P.26
• 스네이킹 ▶▶ P.28
• 플랭크 ▶▶ P.72

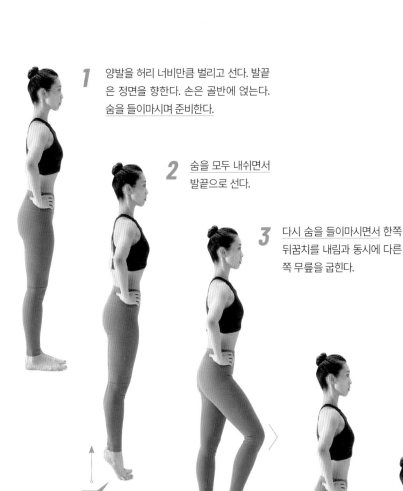

1 양발을 허리 너비만큼 벌리고 선다. 발끝은 정면을 향한다. 손은 골반에 얹는다. 숨을 들이마시며 준비한다.

2 숨을 모두 내쉬면서 발끝으로 선다.

3 다시 숨을 들이마시면서 한쪽 뒤꿈치를 내림과 동시에 다른 쪽 무릎을 굽힌다.

엄지발가락과 새끼발가락 뿌리 부위를 의식하며 들어 올린다.

4 숨을 모두 내쉬면서 발끝으로 선다.

5 숨을 들이마시면서 반대쪽 뒤꿈치를 내림과 동시에 다른 쪽 무릎을 굽히고 2로 돌아간다. 좌우 번갈아 5회씩 실시한다.

벽을 이용한 자세

바로 누운 자세

엎드린 자세

옆으로 향한 자세

네발 기기 자세

앉은 자세

선 자세

CLASSICAL

워킹

그랑 플리에
GRAND PLIE

발레 동작을 하듯 안정된 자세로 동작한다

발목과 고관절을 부드럽게 사용하여
균형을 잡으면서 허리를 떨어뜨린다.
하체 근육을 강화할 수 있다.

관련 필라테스
• 인치웜 ▶▶ P.26
• 스네이킹 ▶▶ P.28
• 어덕션 ▶▶ P.38

CHECK POINT

- ☐ 고관절을 쫙 벌렸는가?
- ☐ 몸이 흔들리진 않는가?
- ☐ 뒤꿈치를 완전히 들었는가?

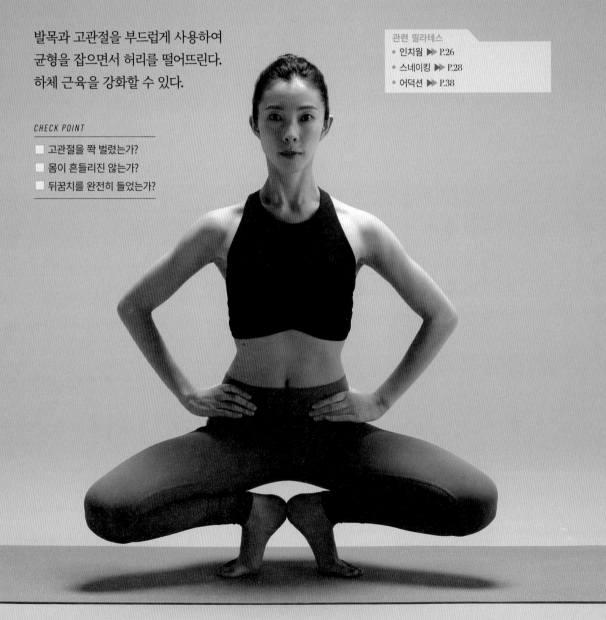

벽을 이용한 자세

바로 누운 자세

엎드린 자세

옆으로 향한 자세

네발기기 자세

앉은 자세

선 자세

CLASSICAL 그랑플리에

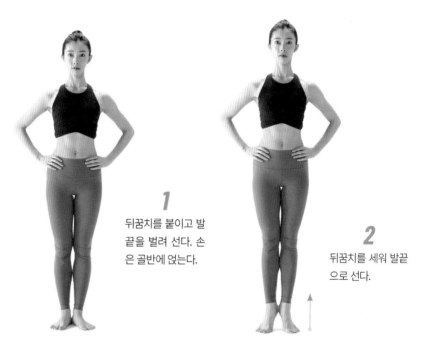

1
뒤꿈치를 붙이고 발
끝을 벌려 선다. 손
은 골반에 얹는다.

2
뒤꿈치를 세워 발끝
으로 선다.

3
숨을 들이마시면서 무릎
을 바깥쪽으로 벌리며 허
리를 아래로 떨어뜨린다.

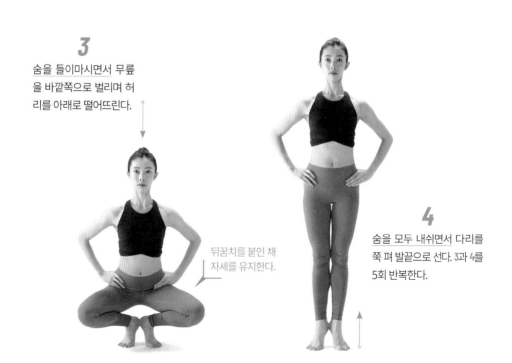

뒤꿈치를 붙인 채
자세를 유지한다.

4
숨을 모두 내쉬면서 다리를
쭉 펴 발끝으로 선다. 3과 4를
5회 반복한다.

131

하프 롤 다운

HALF ROLL DOWN

등을 둥글게 말고 머리와 팔의 무게를 느낀다

세로축에 일렬로 늘어선 척추의 작은 뼈를
이미지화하면서 등을 조금씩 둥글게 만다.
양팔은 힘을 빼고 아래로 늘어뜨린다.

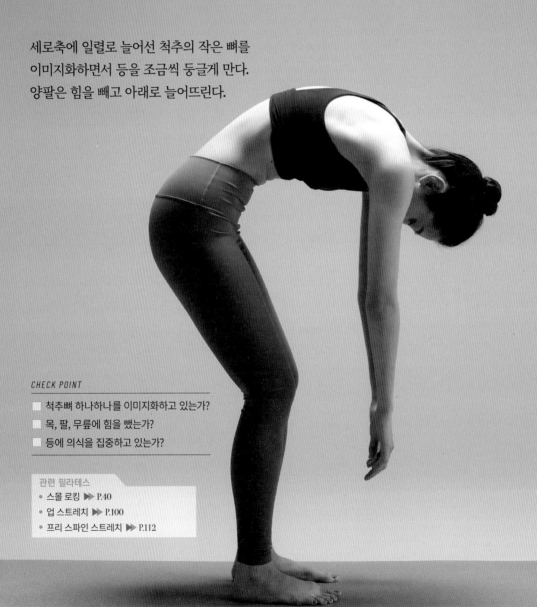

CHECK POINT

- ☐ 척추뼈 하나하나를 이미지화하고 있는가?
- ☐ 목, 팔, 무릎에 힘을 뺐는가?
- ☐ 등에 의식을 집중하고 있는가?

관련 필라테스
- 스몰 로킹 ▶▶ P.40
- 업 스트레치 ▶▶ P.100
- 프리 스파인 스트레치 ▶▶ P.112

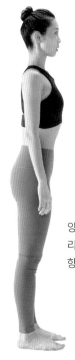

1

양발을 허리 너비만큼 벌리고 선다. 발끝은 정면을 향하게 한다.

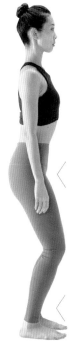

2

고관절과 발목을 가볍게 굽힌다. 숨을 들이마시며 준비한다.

3

숨을 모두 내쉬면서 머리를 떨어뜨리고 목에서부터 척추를 조금씩 둥글게 만다. 팔은 힘을 빼고 늘어뜨린다.

머리와 팔의 무게를 느낀다.

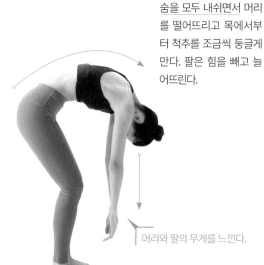

배를 끌어당겨 척추를 다시 하나씩 쌓아 올린다는 느낌으로 몸을 일으킨다.

4

다시 숨을 들이마시고, 숨을 모두 내쉬면서 반대로 움직여 1로 돌아간다. 5회 반복한다.

벽을 이용한 자세

바로 누운 자세

엎드린 자세

옆으로 향한 자세

네발기기 자세

앉은 자세

선자세

CLASSICAL 하프 롤 다운

스탠딩 쏘우

STANDING SAW

척추를 느끼면서 몸을 비튼다

상체를 비틀면서 배를 끌어당기듯 앞으로 숙인다.
서서 운동하면 척추를 의식하기 쉽다.

CHECK POINT

- ☐ 발로 바닥을 확실히 밟고 있는가?
- ☐ 흉추를 비틀고 있는가?
- ☐ 배를 끌어당기는 느낌이 드는가?

관련 필라테스
- 사이드 로테이션 ▶▶ P.88
- 프리 스파인 스트레치 ▶▶ P.112
- 헬리콥터 ▶▶ P.114

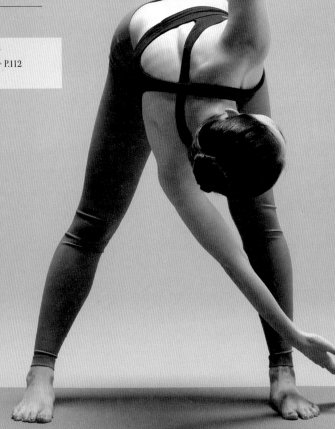

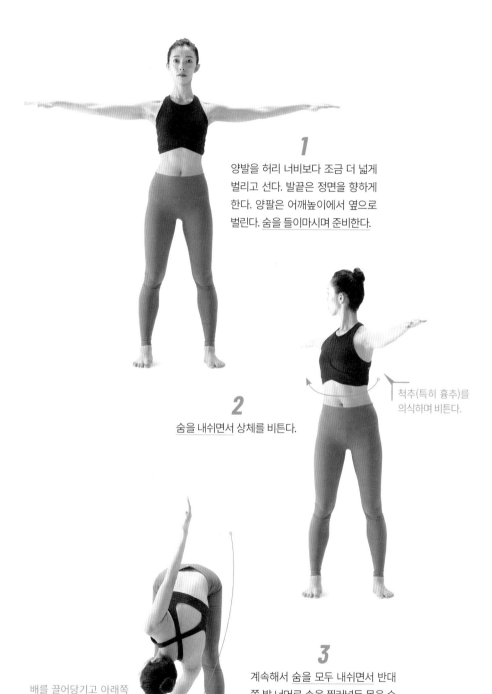

1

양발을 허리 너비보다 조금 더 넓게
벌리고 선다. 발끝은 정면을 향하게
한다. 양팔은 어깨높이에서 옆으로
벌린다. <u>숨을 들이마시며 준비한다.</u>

척추(특히 흉추)를
의식하며 비튼다.

2

<u>숨을 내쉬면서</u> 상체를 비튼다.

배를 끌어당기고 아래쪽
팔은 멀리 뻗는다.

3

계속해서 숨을 모두 내쉬면서 반대
쪽 발 너머로 손을 찔러넣듯 몸을 숙
인다. <u>다시 숨을 들이마시며 1로 돌아
간다.</u> 좌우 번갈아 5회씩 실시한다.

벽을 이용한 자세

바로 누운 자세

엎드린 자세

옆으로 향한 자세

네발 기기 자세

앉은 자세

선 자세

CLASSICAL

스탠딩 쏘우

겟 업
GET UP

다리를 꼬고 등을 둥글게 말아 구른다

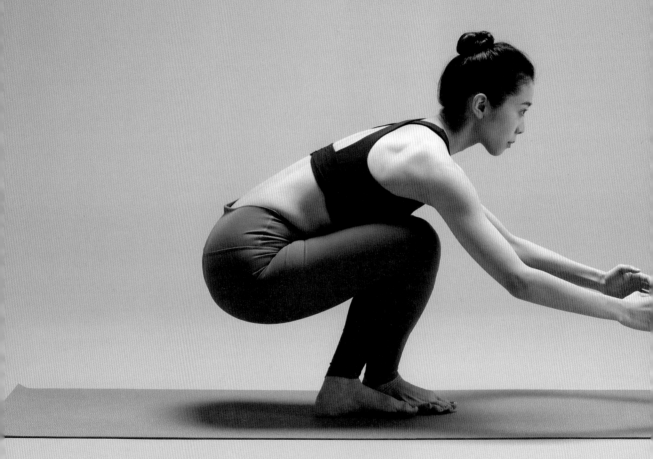

몸의 유연성과 균형 감각을 기르는 운동이다.
구를 때 머리를 부딪히지 않게 주의한다.

CHECK POINT

- ☐ 부드럽게 구르고 있는가?
- ☐ 벌떡 일어설 수 있는가?
- ☐ 다리를 제대로 꼬았는가?

관련 필라테스
- 스몰 로킹 ▶▶ P.40
- 프리 스파인 스트레치 ▶▶ P.112
- 플리에 ▶▶ P.124

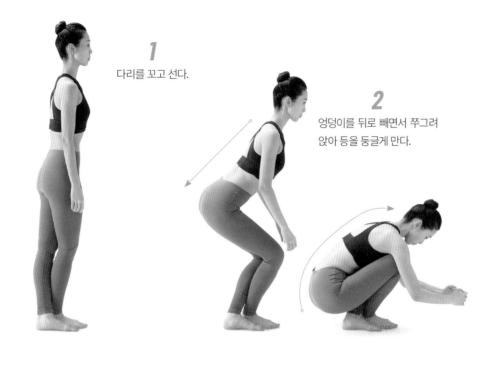

1

다리를 꼬고 선다.

2

엉덩이를 뒤로 빼면서 쭈그려
앉아 등을 둥글게 만다.

벽을 이용한 자세

바로 누운 자세

엎드린 자세

옆으로 향한 자세

네발기기 자세

앉은 자세

선 자세

CLASSICAL

겟업

3

숨을 들이마시며 뒤쪽으로
구르면서 다리를 벌린다.

4

숨을 모두 내쉬며 앞쪽으
로 되돌아 구르면서 다리
를 반대로 꼬고 선다. 6회
반복한다.

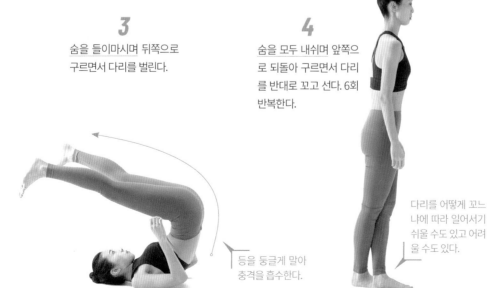

등을 둥글게 말아
충격을 흡수한다.

다리를 어떻게 꼬느
냐에 따라 일어서기
쉬울 수도 있고 어려
울 수도 있다.

창시자 조셉 필라테스에 대하여

1883년에 독일에서 태어난 조셉 필라테스. 그는 1925년 미국으로 건너가 '컨트롤로지(Contrology)'라고 명한 오리지널 방법을 당시 뉴욕에서 활약 중인 무용수들에게 가르쳤습니다. 조셉 필라테스는 1967년에 83세의 나이로 생애를 마칠 때까지 운동과 건강 분야를 연구했습니다. 그가 직접 지도한 '1세대'라 불리는 제자들은 각자 스튜디오를 설립했고, 조셉 필라테스가 고안한 동작은 '필라테스'라고 불리며 전 세계로 퍼져 나갔습니다.

참고문헌
『Return to Life Through Contrology』

1883년
독일의 뮌헨글라트바흐에서 태어났다(1880년생이라는 설도 있다). 병약했지만 다양한 운동을 통해 극복했으며, 1912년에 영국으로 건너갔다.

1914년
제1차 세계대전이 발발하여 영국 수용소에 포로로 끌려갔다. 여기서 동료 수용자들에게 독자적인 운동법을 가르쳤다. 또한, 수용소 병원에 있는 침대를 이용하여 누워만 있어야 하는 환자를 위한 재활기구를 고안해냈다.

1918년
인플루엔자(스페인 독감)가 전 세계를 강타했을 때, 그가 고안한 운동 덕분에 수용자 중 단 한 사람의 사망자도 나오지 않았다.

1925년
미국으로 향하는 배 안에서 클라라라는 여성을 만나 결혼하고 이듬해 두 사람은 뉴욕에 스튜디오를 설립했다.

1930-1950년
무용수들 사이에서 입소문을 타고 유명해졌다. 수많은 무용수가 그의 밑에서 배우며 제자가 된다. 저서 『Your Health』와 『Return to Life Through Contrology』를 출간했다.

1967년
83세의 나이로 세상을 떠났다. 제자들은 그의 뜻을 받들어 스튜디오를 개업했다. 그 후 조셉 필라테스가 고안한 운동은 전 세계로 퍼져 나갔다.

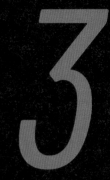

클래시컬 필라테스
CLASSICAL PILATES

클래시컬 필라테스는 조셉 필라테스가 고안한
오리지널 운동입니다.
1번부터 순서대로 동작을 하는 것이 기본이지만,
목적에 맞춰 선택해도 문제는 없습니다.
상급자를 위한 동작이 많으므로
프리 필라테스를 충분히 연습한 후에 하시길 권합니다.

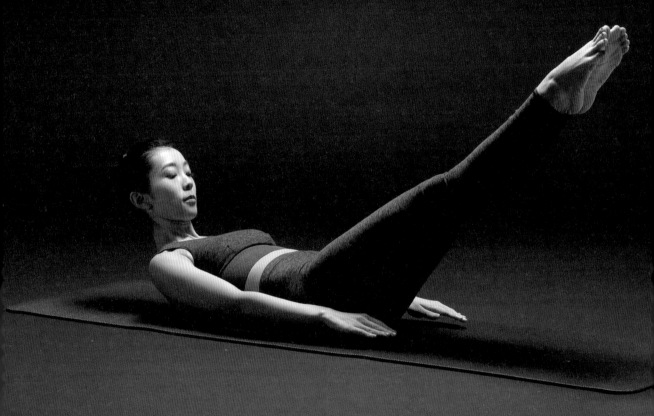

01
헌드레드
HUNDRED

팔 전체로 펌프를 누르듯 100회 실시!

호흡에 맞춰 팔을 위아래로 움직여 복부(코어)를 강화한다.
전신이 따뜻해지기 때문에 준비 운동으로도 좋다.

CHECK POINT

- 허리가 바닥에서 들리진 않았는가?
- 리듬에 맞춰 제대로 호흡하고 있는가?
- 척추의 신장을 의식하고 있는가?

관련 필라테스
- 펠빅 틸트 ▶▶ P.30
- 어퍼 백 컬 ▶▶ P.32
- 헤드 롤 업 ▶▶ P.42

벽을 이용한 자세

바로 누운 자세

엎드린 자세

옆으로 향한 자세

네발 기기 자세

앉은 자세

선 자세

CLASSICAL

01 헌드레드

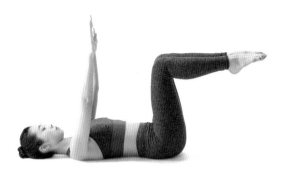

1

등을 바닥에 대고 바로 눕는다. 양팔은 위로 뻗고 손바닥은 다리 쪽을 바라보게 한다. 무릎과 고관절은 직각을 이루도록 굽히고 다리를 모은 다음 발끝을 쭉 편다. 숨을 들이마시며 준비한다.

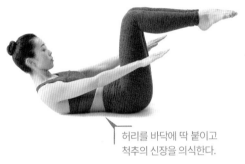

2

숨을 내쉬면서 머리와 어깨를 들어 올리고 양팔을 내린다.

허리를 바닥에 딱 붙이고 척추의 신장을 의식한다.

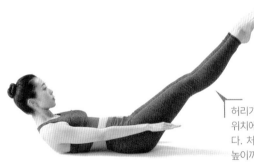

3

계속해서 숨을 모두 내쉬면서 양쪽 다리를 위로 비스듬히 뻗는다.

허리가 바닥에서 들리지 않는 위치에서 다리 높이를 유지한다. 처음에는 무리하지 않는 높이까지만 올려도 좋다.

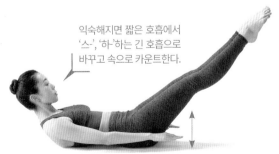

익숙해지면 짧은 호흡에서 '스-', '하'하는 긴 호흡으로 바꾸고 속으로 카운트한다.

4

'스스스스스' 하고 5초 숨을 들이마시는 리듬에 맞춰 양팔을 위아래로 흔든 다음, 다시 '하하하하하' 하고 5초 숨을 내쉬는 리듬에 맞춰 양팔을 위아래로 흔든다. 이 동작을 10회 반복해 팔을 총 100회 움직인다.

롤 업
ROLL UP

바닥에 붙은 스티커를 떼듯 척추를 움직인다

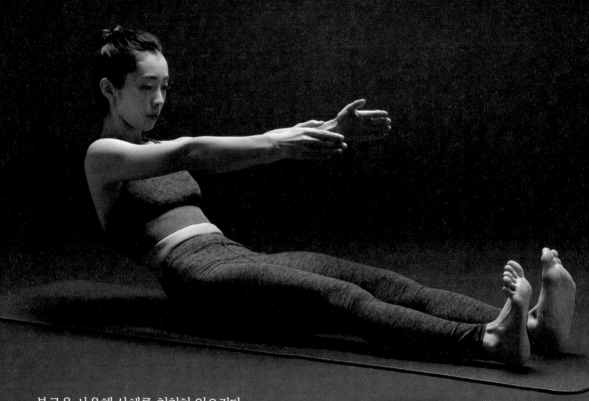

복근을 사용해 상체를 천천히 일으킨다.
척추를 의식하며 움직이면 스트레치 효과 업!

CHECK POINT

■ 척추뼈 하나하나를 이미지화하고 있는가?

■ 등에 의식을 집중하고 있는가?

■ 롤 다운도 등을 의식하며 하고 있는가?

관련 필라테스
• 스몰 로킹 ▶▶ P.40
• 클라임 어 트리 ▶▶ P.46
• 프리 스파인 스트레치 ▶▶ P.112

벽을 이용한 자세

바로 누운 자세

엎드린 자세

옆으로 향한 자세

네발기기 자세

앉은 자세

선 자세

CLASSICAL

02 롤업

1

등을 바닥에 대고 바로 눕는다. 양팔은 귀 옆으로 뻗는다. 양발은 주먹 하나 너비만큼 벌리고 발끝을 세운다. 숨을 <u>들이마시며 준비한다</u>.

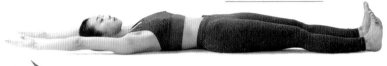

어깨가 안쪽으로 들어가는 사람은 손바닥이 위를 향하게 해서 뻗는다.

2

<u>숨을 내쉬면서</u> 양팔을 앞으로 뻗고 머리, 어깨 순으로 바닥에서 뗀다.

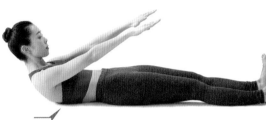

바닥에서 척추를 조금씩 떼는 느낌.

3

계속해서 등을 바닥에서 뗀다.

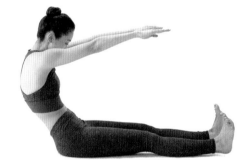

4

숨을 모두 <u>내쉬면서</u> 상체를 일으켜 양쪽 손끝을 발 쪽으로 뻗는다. 다시 숨을 <u>들이마시면서</u> 반대로 움직여 1로 돌아간다(롤 다운). 5회 반복한다.

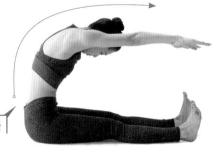

몸을 숙이는 것이 아니라 골반을 세우고 등을 둥글게 만든다.

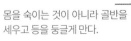

143

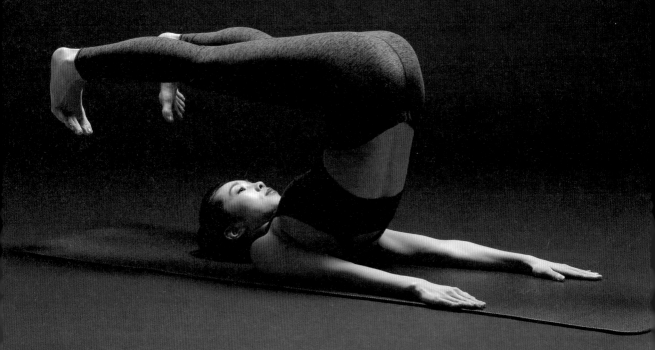

03

롤 오버

ROLL OVER

척추의 신장을 느끼면서 등을 둥글게 만다

복근을 사용해 다리를 들어 올리는 것이 중요하다.
척추가 위아래로 늘어나는 감각을 느끼며 실시한다.

CHECK POINT

- ▨ 머리와 어깨를 바닥에 붙이고 있는가?
- ▨ 다리를 멀리 뻗었는가?
- ▨ 척추의 신장을 의식하고 있는가?

⚠ 목이나 척추가 불안정한 사람과 고령자는 무리해서 하지 않는다.

관련 필라테스
- 펠빅 틸트 ▶▶ P.30
- 스몰 로킹 ▶▶ P.40
- 힙 리프트 ▶▶ P.56

벽을 이용한 자세

바로 누운 자세

엎드린 자세

옆으로 향한 자세

네 발 기 기 자세

앉은 자세

선 자세

1

등을 바닥에 대고 바로 눕는다. 양팔은 몸 옆으로 뻗고 손바닥을 바닥에 댄다. 양쪽 다리를 위로 들어 올리고 발끝을 쭉 편다. 숨을 들이마시며 준비한다.

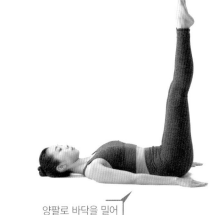

양팔로 바닥을 밀어 몸을 안정화시킨다.

발끝을 멀리 뻗으면서 척추를 늘인다.

2

숨을 내쉬면서 치골부터 서서히 골반을 들어 올려 다리를 머리 쪽으로 뻗는다.

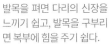

발목을 펴면 다리의 신장을 느끼기 쉽고, 발목을 구부리면 복부에 힘을 주기 쉽다.

3

계속해서 숨을 모두 내쉬면서 등을 둥글게 말고 다리를 어깨너비만큼 벌려 바닥과 평행하게 둔다. 다시 숨을 들이마시면서 반대로 움직여 1로 돌아간다. 5회 반복한다.

응용 동작

몸이 유연한 사람은 발끝을 바닥에 대도 좋다.

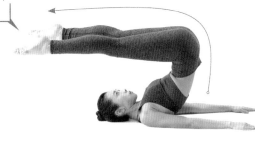

싱글 레그 서클

SINGLE LEG CIRCLE

고관절을 움직여 동그랗게 원을 그린다

고관절의 유연성을 기르는 운동이다.
배에 힘을 줘 다리를 들어 올린다.

관련 필라테스
- 스네이킹 ▶▶ P.28
- 니 스웨이 ▶▶ P.52
- 스몰 레그 서클 ▶▶ P.54

CHECK POINT

- 다리를 멀리 뻗었는가?
- 머리와 어깨를 바닥에 붙이고 있는가?
- 복부(코어)의 안정성을 유지하고 있는가?

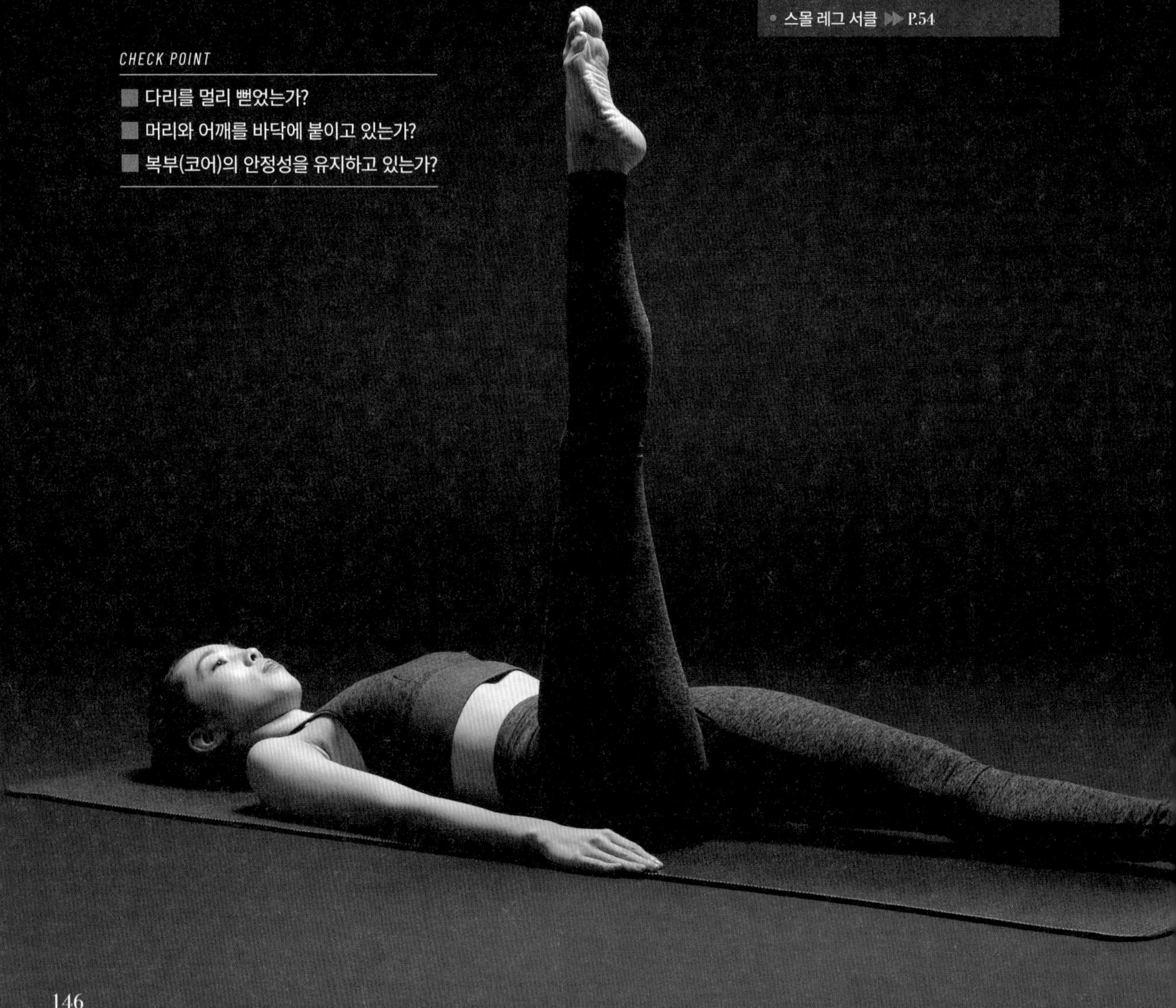

벽을 이용한 자세

바로 누운 자세

엎드린 자세

옆으로 향한 자세

네발기기 자세

앉은 자세

선 자세

CLASSICAL

04 싱글 레그 서클

1

등을 바닥에 대고 바로 눕는다. 양팔은 몸 옆에 길게 뻗고 손바닥을 바닥에 댄다. 한쪽 다리를 위로 들어 올리고 발끝을 쭉 편다. 숨을 들이마시며 <u>준비한다.</u>

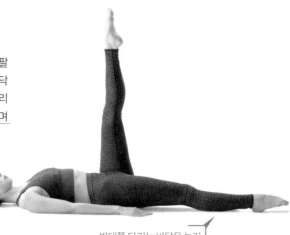

반대쪽 다리는 바닥을 눌러 몸을 안정화시킨다.

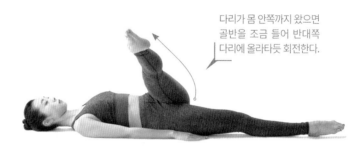

다리가 몸 안쪽까지 왔으면 골반을 조금 들어 반대쪽 다리에 올라타듯 회전한다.

2

<u>숨을 모두 내쉬면서</u> 발끝으로 원을 그리듯 고관절을 회전한다. 내회전 5회, 외회전 5회 실시하고 반대쪽도 똑같이 한다.

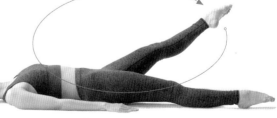

허리를 바닥에 꽉 누르면서 다리를 움직인다.
동작이 익숙하지 않으면 처음엔 원을 작게 그려도 좋다.

147

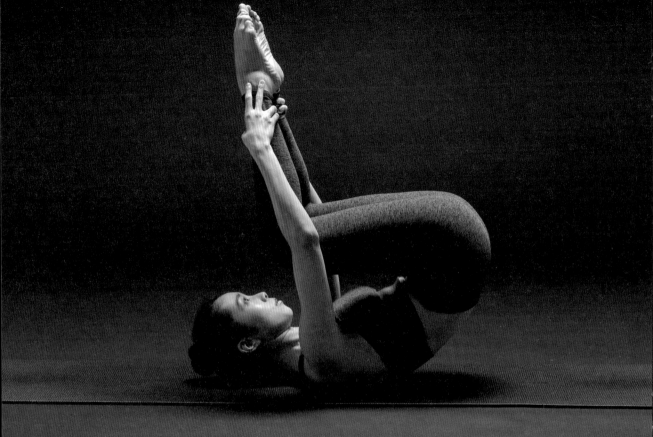

척추를 매트에 딱 붙인 채 부드럽게 구른다.

복근을 강화하고 균형 감각 향상에도 도움이 되는 운동이다.

CHECK POINT

■ 복근에 힘이 들어가 있는가?

■ 등의 커브를 잘 유지하고 있는가?

■ 부드럽게 구르고 있는가?

관련 필라테스

- 펠빅 틸트 ▶▶ P.30
- 스몰 로킹 ▶▶ P.40
- 클라임 어 트리 ▶▶ P.46

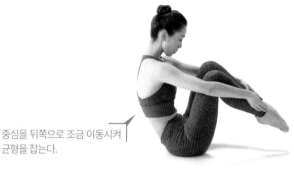

1

좌골을 바닥에 붙이고 무릎을 굽혀 앉
는다. 양손은 정강이에 대고 복근을
사용해 발을 바닥에서 뗀다. 발끝은
쭉 편다.

중심을 뒤쪽으로 조금 이동시켜
균형을 잡는다.

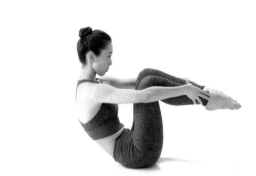

2

숨을 들이마시면서 조금씩 중심을 뒤
쪽으로 이동해 어깨 부위까지 구른다.

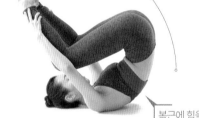

복근에 힘을 주어 등의 커브를
유지한다. 처음엔 어깨뼈 부위
까지만 굴러도 좋다.

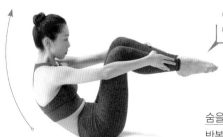

발을 바닥에 붙이지 않고
뗀 채로 동작을 반복한다.

3

숨을 모두 내쉬면서 1로 돌아간다. 5회
반복한다.

벽을 이용한 자세

바로 누운 자세

엎드린 자세

옆으로 향한 자세

네발기기 자세

앉은 자세

선 자세

CLASSICAL

05 롤링 라이크 어 볼

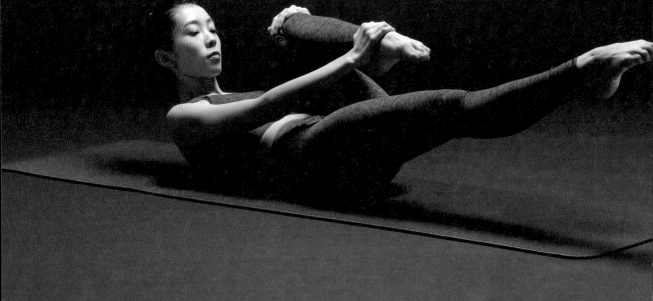

다리를 교대로 뻗어 고관절의 유연성을 업!
복부(코어) 힘으로 자세를 유지하며 다리를 움직인다.

CHECK POINT

⬛ 허리가 바닥에서 들리진 않았는가?
⬛ 다리를 바꿀 때 몸이 흔들리진 않았는가?
⬛ 척추의 신장을 의식하고 있는가?

관련 필라테스
● 펠빅 틸트 ▸▸ P.30
● 어퍼 백 컬 ▸▸ P.32
● 헤드 롤 업 ▸▸ P.42

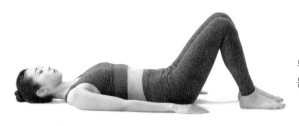

1

무릎을 굽혀 등을 바닥에 대고 바로 눕는다.

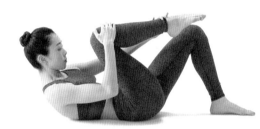

2

한쪽 무릎을 가슴 쪽으로 끌어당겨 같은 쪽 손으로 잡는다. 반대쪽 손은 발목에 대고 발끝을 쭉 편다. 동시에 머리와 어깨를 들어 올린다.

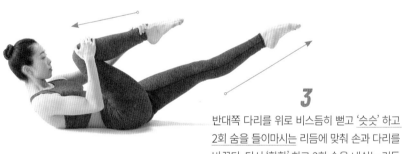

3

반대쪽 다리를 위로 비스듬히 뻗고 '슷슷' 하고 2회 숨을 들이마시는 리듬에 맞춰 손과 다리를 바꾼다. 다시 '핫핫' 하고 2회 숨을 내쉬는 리듬에 맞춰 손과 다리를 바꾼다. 좌우 번갈아 5회씩 실시한다.

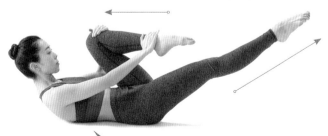

허리로 바닥을 꽉 눌러 척추의 신장을 의식한다.

벽을 이용한 자세

바로 누운 자세

엎드린 자세

옆으로 향한 자세

네발기기 자세

앉은 자세

선 자세

CLASSICAL

06 싱글 레그 스트레치

07

더블 레그 스트레치

DOUBLE LEG STRETCH

머리와 다리로 줄다리기하듯 몸을 늘인다

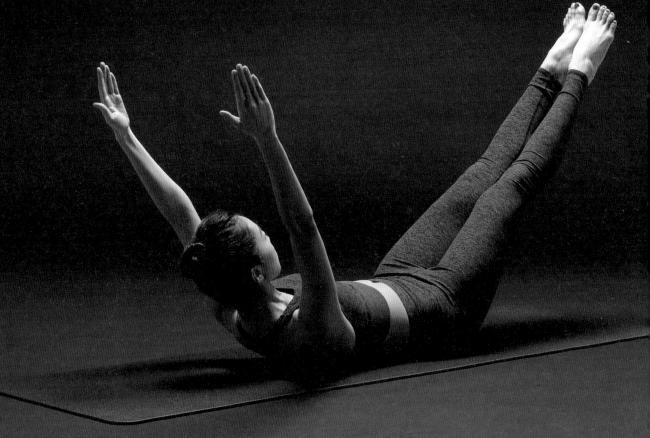

배 주위 근육을 모두 사용하는 운동이다.
움직임을 조절하면서 양팔과 양다리를 서로 당긴다.

CHECK POINT

- ◼ 허리가 바닥에서 들리진 않았는가?
- ◼ 머리가 바닥 쪽으로 내려가 있진 않은가?
- ◼ 척추의 신장을 의식하고 있는가?

관련 필라테스
- 헤드 롤 업 ▶▶ P.42
- 리칭 암스 ▶▶ P.50
- 레그 로워 ▶▶ P.58

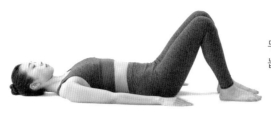

벽을 이용한 자세

바로 누운 자세

엎드린 자세

옆으로 향한 자세

네발기기 자세

앉은 자세

선 자세

CLASSICAL

07 더블 레그 스트레치

1

무릎을 굽혀 등을 바닥에 대고 바로 눕는다.

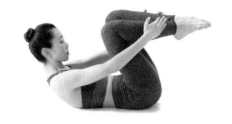

2

무릎을 가슴 쪽으로 끌어당겨 양손을 정강이에 대고 발끝을 쭉 편다. 동시에 머리와 어깨를 들어 올린다.

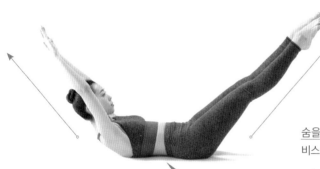

3

숨을 들이마시면서 양팔과 양다리를 비스듬히 위로 뻗는다.

허리로 바닥을 꽉 눌러 척추의 신장을 의식한다. 동작이 익숙해지면 다리 높이를 더 낮추고 시도한다.

움직일 때마다 머리 위치가 변하지 않도록 한다.

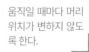

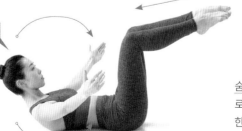

4

숨을 모두 내쉬면서 양손을 바깥쪽으로 회전하여 **2**로 돌아간다. 5회 반복한다.

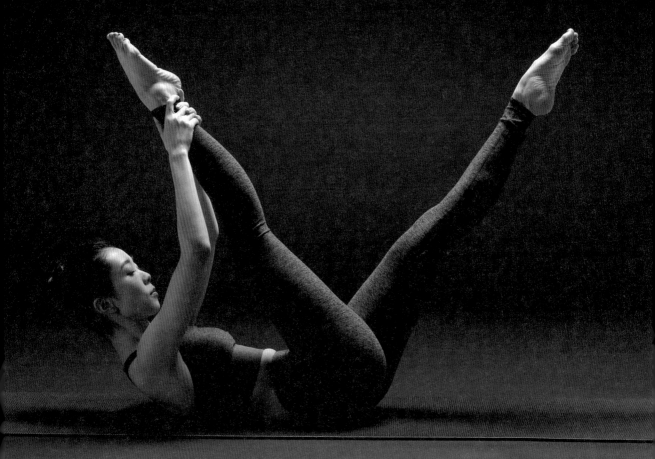

08
시져
SCISSORS

다리를 가위처럼 움직인다

복부(코어)에 의식을 집중하고, 다리를 바꿀 때는 공기를 가로지르듯 움직인다.
다리의 신장을 느끼면서 움직인다.

CHECK POINT

- 허리가 바닥에서 들리진 않았는가?
- 다리를 움직일 때마다 몸이 흔들리진 않는가?
- 머리나 목에 힘이 과도하게 들어가 있진 않은가?

관련 필라테스
- 펠빅 틸트 ▶▶ P.30
- 헤드 롤 업 ▶▶ P.42
- 클라임 어 트리 ▶▶ P.46

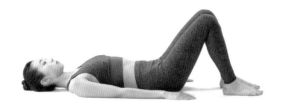

1

무릎을 굽혀 등을 바닥에 대고 바로 눕는다.

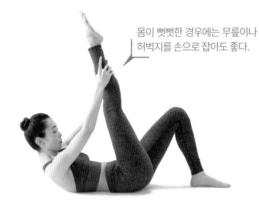

몸이 뻣뻣한 경우에는 무릎이나 허벅지를 손으로 잡아도 좋다.

2

한쪽 다리를 위로 뻗은 상태에서 양손으로 장딴지를 잡고 발끝을 쭉 편다. 동시에 머리와 어깨를 들어 올린다.

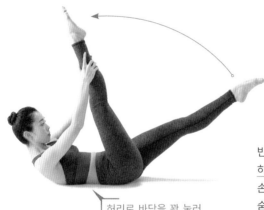

3

반대쪽 다리를 위로 비스듬히 뻗어 '슷슷' 하고 2회 숨을 들이마시는 리듬에 맞춰 손과 다리를 바꾼다. 다시 '핫핫' 하고 2회 숨을 내쉬는 리듬에 맞춰 손과 다리를 바꾼다. 좌우 번갈아 5회씩 실시한다.

허리로 바닥을 꽉 눌러 척추의 신장을 의식한다.

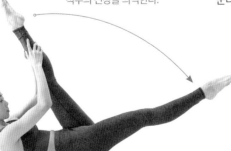

벽을 이용한 자세

바로 누운 자세

엎드린 자세

옆으로 향한 자세

네 발 기기 자세

앉은 자세

선 자세

CLASSICAL

08
시저

09
크리스 크로스

CRISS CROSS

신체 축을 무너뜨리지 않고
다리를 움직이면서 가슴을 비튼다

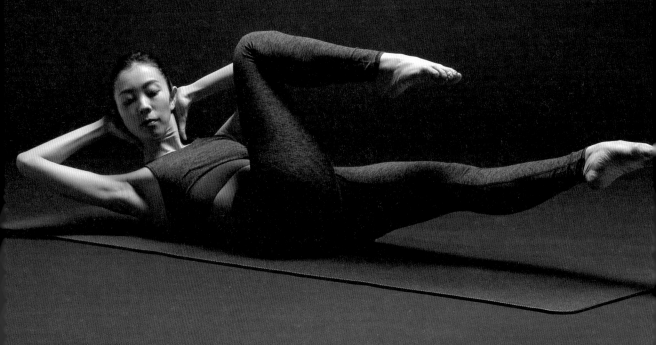

몸의 비틀림과 다리의 움직임을 호흡에 맞춰 리드미컬하게 실시한다.
복근 트레이닝은 물론 균형 감각도 기를 수 있다.

CHECK POINT

☐ 머리와 어깨를 든 상태에서 비틀고 있는가?
☐ 신체 축(척추)을 의식하고 있는가?
☐ 복근(복사근)을 사용하고 있는가?

관련 필라테스
- 헤드 롤 업 트위스트 ▶▶ P.44
- 와이퍼 ▶▶ P.68
- 헬리콥터 ▶▶ P.114

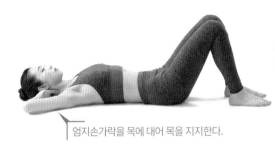

1

무릎을 굽혀 등을 바닥에 대고 바로 눕는다. 양손은 머리 뒤로 깍지 낀다.

엄지손가락을 목에 대어 목을 지지한다.

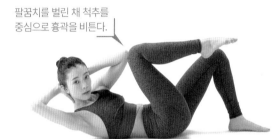

팔꿈치를 벌린 채 척추를 중심으로 흉곽을 비튼다.

2

한쪽 무릎을 가슴 쪽으로 끌어당기고 발끝을 쭉 편다. 동시에 머리와 어깨를 무릎 쪽으로 비틀면서 들어 올린다.

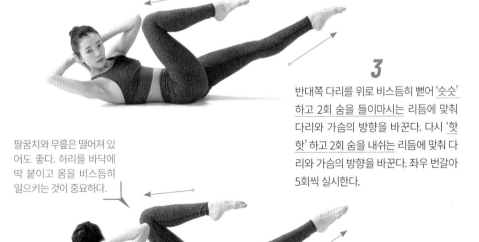

3

반대쪽 다리를 위로 비스듬히 뻗어 '슷슷' 하고 2회 숨을 들이마시는 리듬에 맞춰 다리와 가슴의 방향을 바꾼다. 다시 '핫핫' 하고 2회 숨을 내쉬는 리듬에 맞춰 다리와 가슴의 방향을 바꾼다. 좌우 번갈아 5회씩 실시한다.

팔꿈치와 무릎은 떨어져 있어도 좋다. 허리를 바닥에 딱 붙이고 몸을 비스듬히 일으키는 것이 중요하다.

벽을 이용한 자세

바로 누운 자세

엎드린 자세

옆으로 향한 자세

네발 기기 자세

앉은 자세

선 자세

CLASSICAL

09 크리스 크로스

10

스파인 스트레치

SPINE STRETCH

허리에 묶은 끈을 뒤에서 잡아당긴다는
느낌으로 움직인다

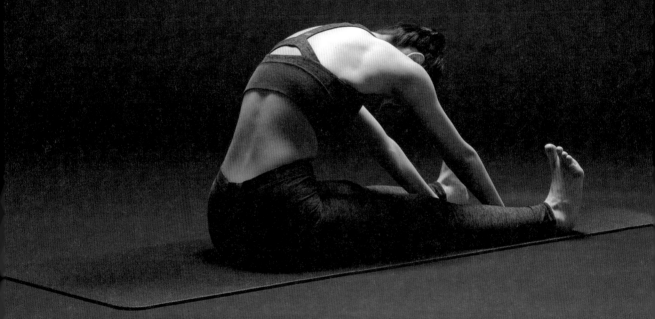

손바닥을 미끄러뜨리면서 등을 스트레칭한다.
뼈와 뼈 사이에 공간을 만들 듯이 척추를 길게 늘인다.

CHECK POINT

- ■ 등의 신장이 느껴지는가?
- ■ 배를 끌어당겨 등을 늘이는 감각이 있는가?
- ■ 뒤꿈치를 밀어내고 있는가?

관련 필라테스
- 캣 로테이션 ▶▶ P.94
- 업 스트레치 ▶▶ P.100
- 프리 스파인 스트레치 ▶▶ P.112

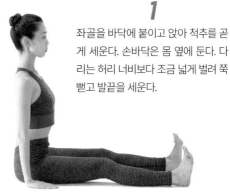

1

좌골을 바닥에 붙이고 앉아 척추를 곧게 세운다. 손바닥은 몸 옆에 둔다. 다리는 허리 너비보다 조금 넓게 벌려 쭉 뻗고 발끝을 세운다.

2

손바닥을 다리 사이에 둔다. 숨을 들이마시며 준비한다.

3

숨을 모두 내쉬면서 손바닥을 미끄러뜨려 팔을 멀리 뻗고, 손으로 바닥을 누른 상태에서 배를 끌어당겨 등을 둥글게 만든다.

등을 뒤쪽에서 잡아당긴다는 느낌으로 둥글게 만다.

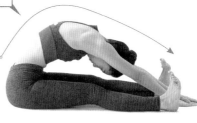

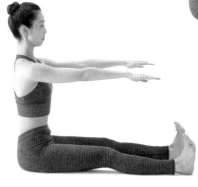

4

다시 숨을 들이마시면서 몸을 일으켜 양팔을 어깨높이에서 앞으로 뻗은 다음 **2**로 돌아간다. 5회 반복한다.

벽을 이용한 자세

바로 누운 자세

엎드린 자세

옆으로 향한 자세

네발기기 자세

앉은 자세

선 자세

CLASSICAL

10 스파인 스트레치

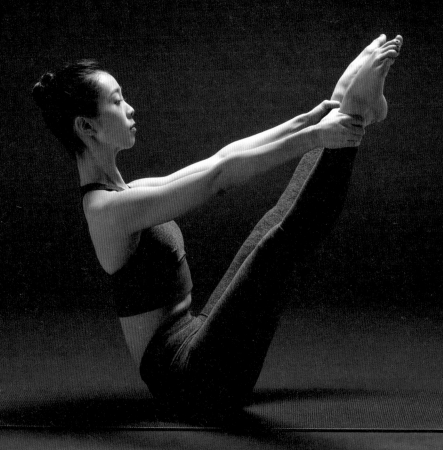

11
오픈 레그 락커
OPEN LEG ROCKER

오뚝이를 상상하며 움직인다

복근에 힘을 줘 다리를 들면
균형 감각과 복부(코어)의 안정성을 강화할 수 있다.

CHECK POINT

■ 복부에 힘이 들어가 있는가?
■ 팔꿈치와 무릎을 고정할 수 있는가?
■ 부드럽게 구르고 있는가?

관련 필라테스
• 스몰 로킹 ▶▶ P.40
• 클라임 어 트리 ▶▶ P.46
• 힙 리프트 ▶▶ P.56

벽을 이용한 자세

바로 누운 자세

엎드린 자세

옆으로 향한 자세

네 발 기 기 자세

앉은 자세

선 자세

CLASSICAL

11 오 픈 레 그 락 커

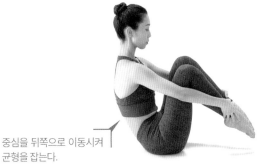

1

좌골을 바닥에 대고 무릎을 굽혀 앉는다. 양손으로 발목을 잡고 복근을 사용해 발을 바닥에서 띄운다. 발끝은 쭉 편다.

중심을 뒤쪽으로 이동시켜 균형을 잡는다.

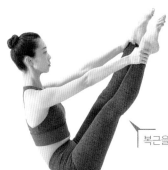

2

양쪽 다리를 위로 비스듬히 뻗어 어깨 너비만큼 벌린다.

복근을 사용해 다리를 든다.

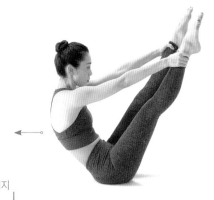

3

숨을 들이마시면서 등을 뒤에서 끌어당기듯 둥글게 만다.

뒤통수가 바닥에 부딪히지 않도록 주의한다.

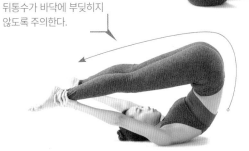

4

등을 둥글게 말았으면 어깨 부위까지 뒤쪽으로 구른다. 숨을 모두 내쉬면서 **2**로 돌아간다. 5회 반복한다.

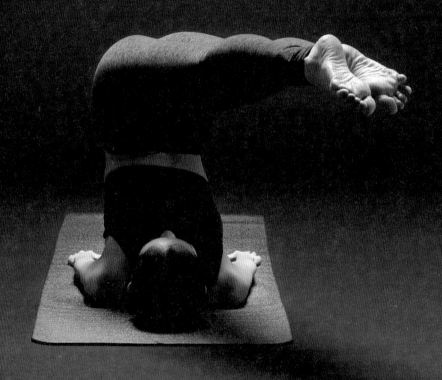

코르크 스크류

CORK SCREW

12

와인 코르크 마개에 스크류를 돌려 넣듯 움직인다

다리를 스크류처럼 돌리는 운동이다.
바닥에 복부(코어)를 단단히 고정하고 다리를 회전한다.

CHECK POINT

■ 다리의 움직임을 조절할 수 있는가?

■ 팔꿈치와 무릎을 고정하고 있는가?

■ 복근(복사근)에 힘이 들어가 있는가?

⚠ 목이나 척추가 불안정한 사람과 고령자는 무리해서 하지 않는다.

관련 필라테스

• 힙 리프트 ▶▶ P.56

• 레그 로워 ▶▶ P.58

• 틱택 ▶▶ P.116

1

등을 바닥에 대고 바로 눕는다. 양팔은 몸 옆에 길게 뻗고 손바닥을 바닥에 댄다. 발끝은 쭉 편다.

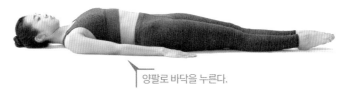

양팔로 바닥을 누른다.

2

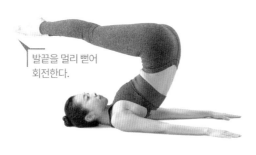

발끝을 멀리 뻗어 회전한다.

엉덩이를 들어 올려 등을 둥글게 말고, 다리를 머리 쪽으로 뻗어 바닥과 평행하게 둔다. 숨을 들이마시며 준비한다. 숨을 모두 내쉬면서 다리를 회전한다. 좌우 번갈아 3회씩 실시한다.

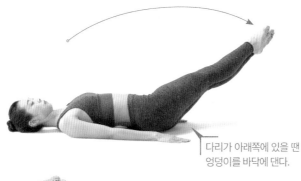

다리가 아래쪽에 있을 땐 엉덩이를 바닥에 댄다.

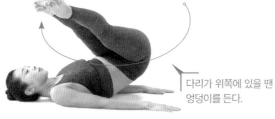

다리가 위쪽에 있을 땐 엉덩이를 든다.

벽을 이용한 자세

바로 누운 자세

엎드린 자세

옆으로 향한 자세

네발기기 자세

앉은 자세

선 자세

CLASSICAL

12 코르크 스크류

13
쏘우
SAW

팔을 톱날처럼 세우고
상체를 비튼다

배에 힘을 꽉 주면서 척추를 비트는 감각이 중요하다.
허릿살을 빼는 데도 효과적이다.

CHECK POINT
◾ 좌골을 바닥에 밀어붙이고 있는가?
◾ 복부(코어)를 의식하고 있는가?
◾ 반대쪽 팔을 높이 올리고 있는가?

관련 필라테스
• 쏘라식 트위스트 ▶▶ P.96
• 프리 스파인 스트레치 ▶▶ P.112
• 스탠딩 쏘우 ▶▶ P.134

벽을 이용한 자세

바로 누운 자세

엎드린 자세

옆으로 향한 자세

네발 기기 자세

앉은 자세

선 자세

CLASSICAL

1

좌골을 바닥에 붙이고 앉아 척추를 위아래로 곧추세운다. 양팔은 어깨높이에서 좌우로 벌린다. 양쪽 다리는 허리 너비보다 넓게 벌려 뻗고 발끝을 세운다. 숨을 들이마시며 준비한다.

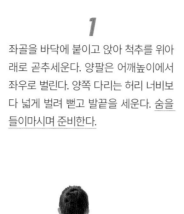
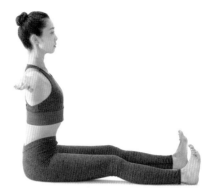

2

숨을 내쉬면서 상체를 힘껏 비튼다.

골반은 수직으로 세운 채 상체만 돌린다.

3

계속해서 숨을 모두 내쉬면서 상체를 사선 방향으로 비스듬히 넘어뜨린다. 이때 앞쪽 손은 발목 바깥쪽으로 뻗고 뒤쪽 손은 위를 향하게 한다.

앞으로 몸을 굽히는 것이 아니라 배를 끌어당겨 등을 넘어뜨리는 감각이 중요하다.

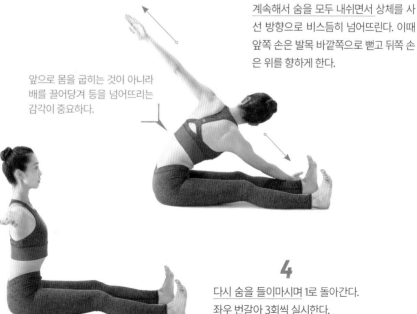

4

다시 숨을 들이마시며 1로 돌아간다. 좌우 번갈아 3회씩 실시한다.

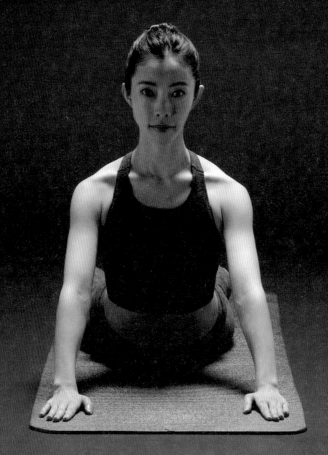

스완

SWAN

목을 길게 빼 늠름한 백조처럼 움직인다

등 위쪽(가슴 뒤쪽 부위)을 의식해서 젖히면 등이 굽는 것을 예방하는 데도 효과적이다.
자세 유지를 돕는 척추 근육도 단련할 수 있다.

CHECK POINT

- 등 위쪽 부위를 의식하고 있는가?
- 가슴을 완전히 폈는가?
- 어깨가 올라가 있진 않은가?

관련 필라테스
- 코브라 ▶▶ P.62
- 프리 스위밍 ▶▶ P.74
- 다운 스트레치 ▶▶ P.98

1

엎드려 눕는다. 팔꿈치를 굽혀 양손을
얼굴 옆에 둔다.

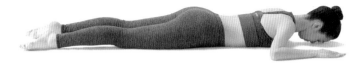

2

숨을 들이마시면서 머리와 어깨를 들어
올린다.

가슴이 아닌 등의 힘을 사용한다.

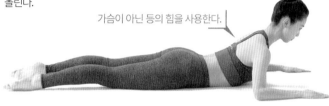

3

계속해서 팔꿈치를 완전히 펴 손으로 바
닥을 누르면서 상체를 든다.

가슴을 젖히는 감각이
중요하다.

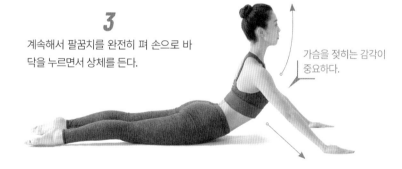

4

숨을 모두 내쉬며 1로 돌아간다. 5회 반복
한다.

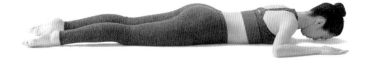

벽을 이용한 자세

바로 누운 자세

엎드린 자세

옆으로 향한 자세

네 발 기기 자세

앉은 자세

선 자세

CLASSICAL

14
스완

15
싱글 레그 킥
SINGLE LEG KICK

고관절의 신장을 의식하며 무릎을 90°로 움직인다

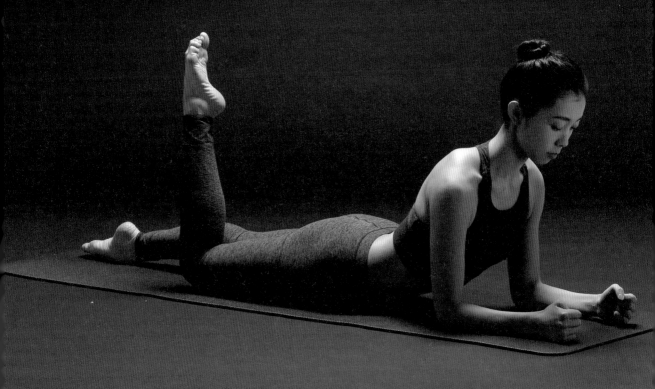

움직임을 조절하면서 2회 힘차게 킥!
동작할 때 고관절의 신장을 의식하는 것이 중요하다.

CHECK POINT
- 등이 구부정하진 않은가?
- 무릎의 움직임이 안정적인가?
- 다리를 멀리 뻗었는가?

관련 필라테스
- 코브라 ▶▶ P.62
- 프리 스위밍 ▶▶ P.74
- 타이 스트레치 ▶▶ P.120

1

엎드려 누운 자세에서 어깨 밑에 팔꿈
치가 오도록 팔을 굽히고, 주먹을 쥔
상태로 바닥에 둔다. 양발은 허리 너비
만큼 벌린다.

몸을 들어 올려
자세를 유지한다.

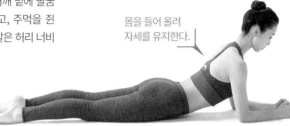

2

'슷슷' 하고 2회 숨을 들이마시는 리듬
에 맞춰 한쪽 무릎을 '팟팟' 2회 굽혔
다 편다.

무릎을 직각으로 구부려
멈췄다가 바닥에 닿을 듯
말 듯한 지점까지 편다.

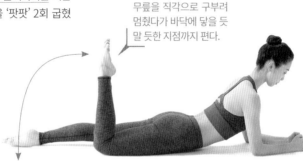

3

숨을 모두 내쉬면서 다리를 최대한 멀
리 뻗은 다음 내린다. 좌우 번갈아 3회
씩 실시한다.

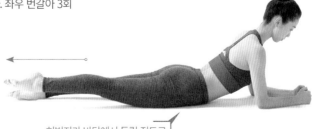

허벅지가 바닥에서 들릴 정도로
다리를 길게 뻗는다.

벽을 이용한 자세

바로 누운 자세

엎드린 자세

옆으로 향한 자세

네발기기 자세

앉은 자세

선 자세

CLASSICAL

15 싱글 레그 킥

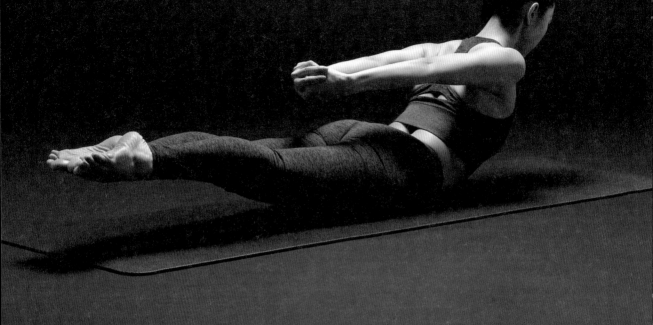

양쪽 무릎을 2회 구부렸다 편 다음 몸 전체를 쭉 편다.
어깨뼈를 모아 가슴을 펴는 동작은 등이 굽는 것을 예방하는 데도 효과적이다.

CHECK POINT

■ 무릎의 움직임이 안정적인가?
■ 어깨뼈의 움직임을 의식하고 있는가?
■ 다리와 어깨를 멀리 뻗었는가?

관련 필라테스
• 스노클링 ▶▶ P.64
• 다운 스트레치 ▶▶ P.98
• 숄더 무브먼트 ▶▶ P.108

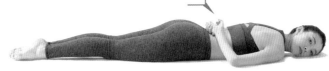

1

엎드려 누워 고개를 한쪽으로 돌린다. 팔꿈치를 굽혀 바닥에 대고 양손을 등 뒤에서 포개 잡는다.

손가락을 깍지 끼지 않는다. 어깨뼈를 바깥쪽으로 벌리고 팔꿈치를 바닥에 댄다.

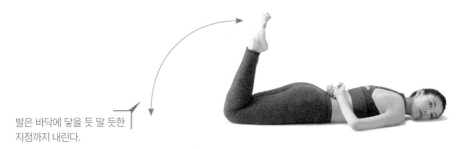

2

'슷슷' 하고 2회 숨을 들이마시는 리듬에 맞춰 양무릎을 '팟팟' 2회 굽혔다 편다.

발은 바닥에 닿을 듯 말 듯한 지점까지 내린다.

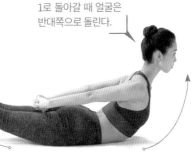

3

숨을 모두 내쉬면서 다리를 최대한 멀리 뻗고, 어깨뼈를 모아 양손을 뒤로 뻗은 상태에서 정면을 향해 상체를 들어 올린다. 다시 1로 돌아가면서 얼굴을 반대쪽으로 돌린다. 동작을 5회 반복한다.

1로 돌아갈 때 얼굴은 반대쪽으로 돌린다.

벽을 이용한 자세

바로 누운 자세

엎드린 자세

옆으로 향한 자세

네발기기 자세

앉은 자세

선 자세

CLASSICAL

16 더블 레그 킥

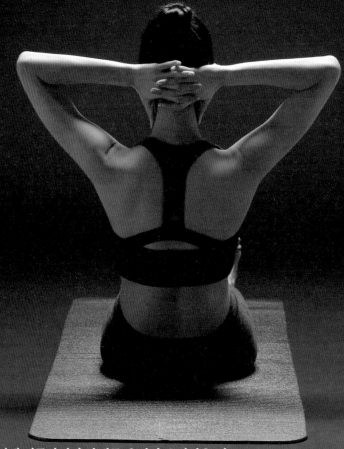

17

넥 풀
NECK PULL

목을 들어 올려 등의 움직임을 부드럽게 한다

등의 움직임에 집중하면서 상체를 움직여 유연성을 업!
복근을 사용하여 동작을 천천히 실시한다.

CHECK POINT

■ 척추뼈 하나하나를 의식하고 있는가?

■ 목을 길게 늘이고 있는가?

■ 뒤꿈치를 밀어내고 있는가?

관련 필라테스
- 어퍼 백 컬 ▶▶ P.32
- 헤드 롤 업 ▶▶ P.42
- 프리 스파인 스트레치 ▶▶ P.112

1

등을 바닥에 대고 바로 누워 양손을
머리 뒤로 깍지 낀다. 발끝을 세운다.
<u>숨을 들이마시며 준비한다.</u>

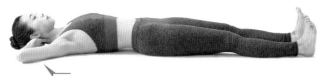

엄지손가락을 목에 대어
목을 지지한다.

2

숨을 모두 내쉬면서 머리를 들어 올려
손으로 머리를 끌어당긴다.

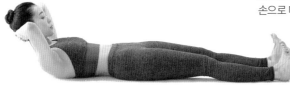

3

어깨, 등, 허리 순으로 상체를 천천히
들어 올린다.

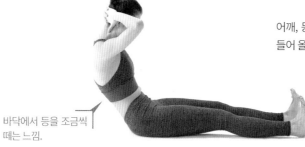

바닥에서 등을 조금씩
떼는 느낌.

4

목을 길게 늘이면서 등을 둥글게 말아
상체를 앞으로 넘어뜨리고, 뒤꿈치를
앞으로 밀어낸다. <u>다시 숨을 들이마시
고, 숨을 모두 내쉬면서 1로 돌아간다.</u>
5회 반복한다.

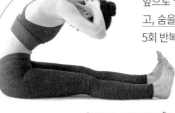

1로 돌아갈 때 척추를 바닥에
조금씩 밀어붙인다.

벽을 이용한 자세

바로 누운 자세

엎드린 자세

옆으로 향한 자세

네발기기 자세

앉은 자세

선 자세

CLASSICAL

17
넥
풀

18
하이 시져
HIGH SCISSORS

다리를 벌릴 때마다 고관절의 신장을 느낀다

엉덩이를 높이 든 채로 양쪽 다리를 벌리려면 복부(코어)의 조절이 중요하다.
자세가 무너지지 않게 유지하면서 동작을 실시한다.

CHECK POINT

- ▇ 다리의 움직임이 안정적인가?
- ▇ 어깨와 골반이 일직선을 이루는가?
- ▇ 뒤쪽 다리의 고관절이 늘어나고 있는가?

⚠ 팔꿈치와 손목이 불안정한 사람은 무리해서 하지 않는다.

관련 필라테스
- 후레이 브릿지 ▶▶ P.34
- 레그 로워 ▶▶ P.58
- 타이 스트레치 ▶▶ P.120

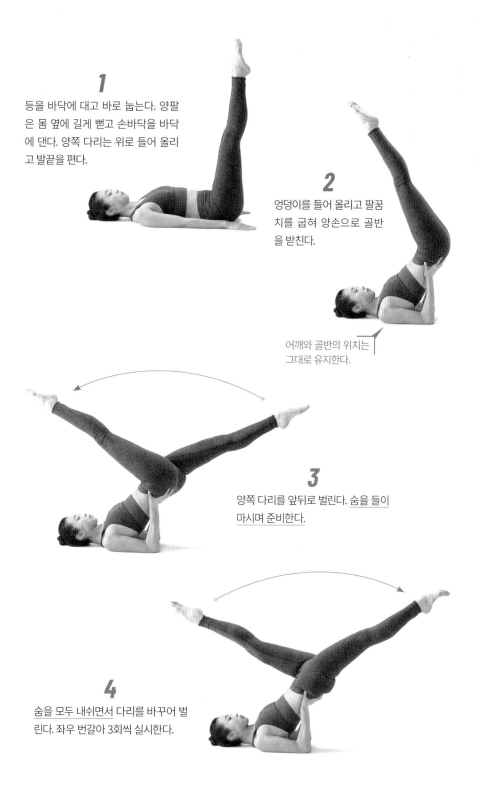

1

등을 바닥에 대고 바로 눕는다. 양팔은 몸 옆에 길게 뻗고 손바닥을 바닥에 댄다. 양쪽 다리는 위로 들어 올리고 발끝을 편다.

2

엉덩이를 들어 올리고 팔꿈치를 굽혀 양손으로 골반을 받친다.

어깨와 골반의 위치는 그대로 유지한다.

3

양쪽 다리를 앞뒤로 벌린다. 숨을 들이마시며 준비한다.

4

숨을 모두 내쉬면서 다리를 바꾸어 벌린다. 좌우 번갈아 3회씩 실시한다.

벽을 이용한 자세

바로 누운 자세

엎드린 자세

옆으로 향한 자세

네발기기 자세

앉은 자세

선 자세

CLASSICAL

18 하이 시저

하이 바이시클

19

HIGH BICYCLE

자전거를 타듯 다리를 크게 굴린다

다리를 크게 굴리면서 고관절을 스트레칭한다.
다리 무게에 지지 않도록 복부(코어)에 힘을 주어 자세를 유지하는 것이 포인트.

CHECK POINT

■ 다리의 움직임이 안정적인가?

■ 어깨와 골반이 일직선을 이루는가?

■ 뒤쪽 다리의 고관절이 늘어나고 있는가?

⚠ 팔꿈치나 손목이 불안정한 사람은 무리해서 하지 않는다.

관련 필라테스
• 후레이 브릿지 ▶▶ P.34
• 플래핑 ▶▶ P.90
• 타이 스트레치 ▶▶ P.120

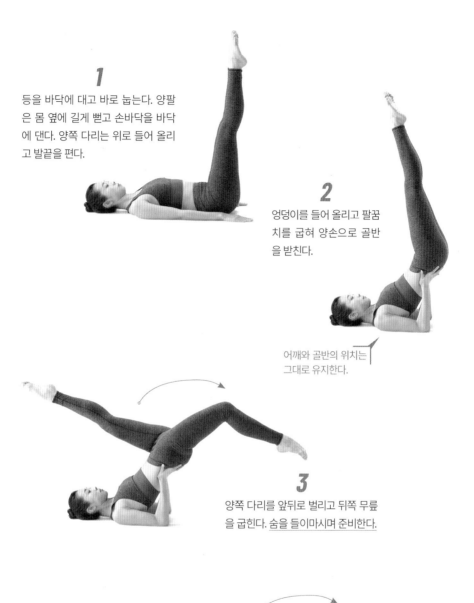

1

등을 바닥에 대고 바로 눕는다. 양팔은 몸 옆에 길게 뻗고 손바닥을 바닥에 댄다. 양쪽 다리는 위로 들어 올리고 발끝을 편다.

2

엉덩이를 들어 올리고 팔꿈치를 굽혀 양손으로 골반을 받친다.

어깨와 골반의 위치는 그대로 유지한다.

3

양쪽 다리를 앞뒤로 벌리고 뒤쪽 무릎을 굽힌다. 숨을 들이마시며 준비한다.

4

숨을 모두 내쉬면서 자전거를 타듯 다리를 굴리고, 좌우 다리를 바꾸어 벌린다. 동작을 5회 실시하고 역회전도 똑같이 한다.

벽을 이용한 자세

바로 누운 자세

엎드린 자세

옆으로 향한 자세

네발기기 자세

앉은 자세

선 자세

CLASSICAL

19 하이 바이시클

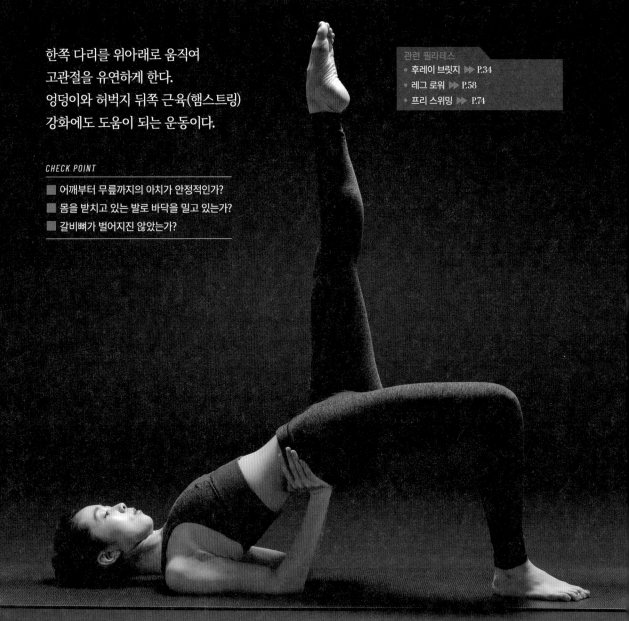

20
솔더 브릿지
SHOULDER BRIDGE

다리를 차올리면서 힘 있게 뻗는다

한쪽 다리를 위아래로 움직여
고관절을 유연하게 한다.
엉덩이와 허벅지 뒤쪽 근육(햄스트링)
강화에도 도움이 되는 운동이다.

CHECK POINT

■ 어깨부터 무릎까지의 아치가 안정적인가?

■ 몸을 받치고 있는 발로 바닥을 밀고 있는가?

■ 갈비뼈가 벌어지진 않았는가?

관련 필라테스
* 후레이 브릿지 ▶▶ P.34
* 레그 로워 ▶▶ P.58
* 프리 스위밍 ▶▶ P.74

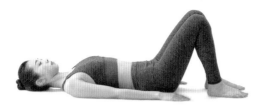

1

무릎을 굽혀 등을 바닥에 대고 바로 눕는다. 양팔은 몸 옆에 길게 뻗고 손바닥을 바닥에 댄다. 양발은 주먹 하나 너비만큼 벌린다.

고관절을 완전히 편다.

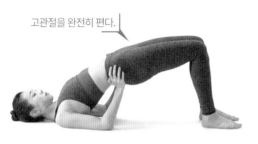

2

엉덩이를 높이 들고 팔꿈치를 굽혀 손끝이 옆을 향하게 해서 양손으로 골반을 받친다.

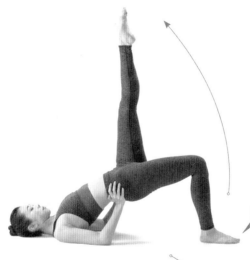

3

한쪽 다리를 위로 들어 올리고 발끝을 뻗는다. 숨을 들이마시며 준비한다.

몸을 받치고 있는 발은 바닥을 민다.

4

숨을 모두 내쉬면서 한쪽 다리를 바닥과 가까워지도록 내린다. 다시 숨을 들이마시며 **3**으로 돌아간다. **3**과 **4**를 5회 반복하고 반대쪽도 똑같이 한다.

2회째부터는 이 상태에서 다리를 위아래로 움직인다.

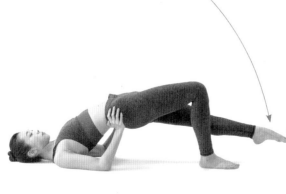

바들 어떻혼 자세

바로 누운 자세

엎드린 자세

옆드로 흐호운 자세

너벌 기기 자세

앉은 자세

선 자세

CLASSICAL

20
숄더
브릿지

21
스파인 트위스트
SPINE TWIST

척추만 비트는 느낌으로 움직인다

바닥에 좌골을 고정하고 척추만 비트는 느낌으로 동작한다.
척추의 유연성을 높이는 운동이다.

CHECK POINT

- 골반을 비틀고 있진 않은가?
- 흉추의 비틀림이 느껴지는가?
- 척추의 신장을 의식하고 있는가?

관련 필라테스
- 와이퍼 ▶▶ P.68
- 보우 앤드 어로우 ▶▶ P.84
- 쏘라식 트위스트 ▶▶ P.96

바로 C옆아진 자세

바로 누운 자세

엎드린 자세

앞으로 향한 자세

너벅꾸기 자세

앉은 자세

선 자세

CLASSICAL

21 스파인 트위스트

1

좌골을 바닥에 대고 앉아 척추를 곧게 세우고 양팔은 어깨높이에서 좌우로 벌린다. 양쪽 다리는 허리 너비보다 넓게 벌려 길게 뻗고 발끝을 세운다. 숨을 들이마시며 준비한다.

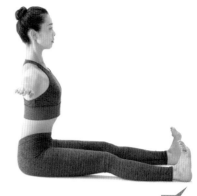

뒤꿈치를 계속 밀어낸다.

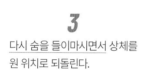

상체를 충분히 비튼 위치에서 2회 더욱 비튼다.

2

상체를 최대한 비틀고 '핫핫' 하고 2회 숨을 내쉬는 리듬에 맞춰 반동을 주어 상체를 2회 더욱 비튼다.

3

다시 숨을 들이마시면서 상체를 원 위치로 되돌린다.

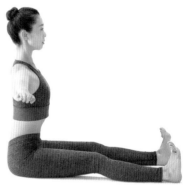

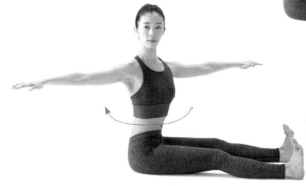

4

상체를 반대쪽으로 비틀어 2와 똑같이 한다. 좌우 번갈아 5회씩 실시한다.

잭나이프

JACKNIFE

나이프로 천장을 찌르듯 움직인다

복근을 사용해 다리를 들어 올려
거꾸로 선 듯한 자세를 만든다.
척추의 유연성과
복부(코어)의 조절 능력이 핵심이다.

관련 필라테스
- 펠빅 틸트 ▶▶ P.30
- 노우즈 서클 ▶▶ P.48
- 힙 리프트 ▶▶ P.56

CHECK POINT

■ 척추뼈 하나하나를 의식하고 있는가?

■ 자세가 안정적인가?

■ 발끝을 멀리 뻗었는가?

⚠ 목이나 척추가 불안정한 사람과 고령자는
무리해서 하지 않는다.

벽을 이용한 자세

바로 누운 자세

엎드린 자세

옆으로 향한 자세

네 발 기 기 자세

앉은 자세

선 자세

CLASSICAL

22 잭나이프

1

등을 바닥에 대고 바로 눕는다. 양팔은 몸 옆에 길게 뻗고 손바닥을 바닥에 댄다. 발끝을 편다.

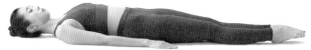

2

양쪽 다리를 위로 들어 올린다. 숨을 들이마시며 준비한다.

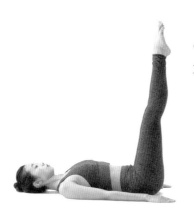

3

숨을 내쉬면서 엉덩이를 들어 올린다.

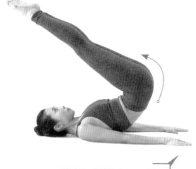

양팔로 바닥을 누르고 복부 (코어)에 힘을 준다.

척추를 조금씩 움직이는 느낌.

4

계속해서 숨을 모두 내쉬면서 다리를 위로 들어 올린다. 다시 숨을 들이마시면서 천천히 **2**로 돌아간다. 5회 반복한다.

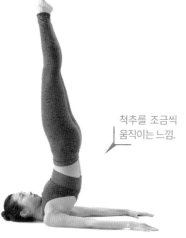

사이드 킥 프론트 백

SIDE KICK FRONT BACK

축구공을 뻥 걷어차듯 움직인다

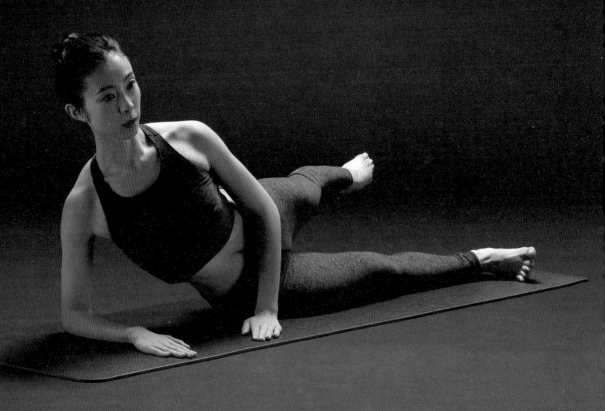

옆으로 향한 자세에서도 다리가 부드럽게 움직이도록 복부(코어)에 의식을 집중한다.
엉덩이 근육도 단련할 수 있다.

CHECK POINT

- ■ 골반이 정면을 향하고 있는가?
- ■ 다리를 확실히 뻗었는가?
- ■ 자세가 안정적인가?

관련 필라테스
- 어브덕션 ▶▶ P.36
- 프리 사이드 킥 ▶▶ P.78
- 사이드 리프트 ▶▶ P.82

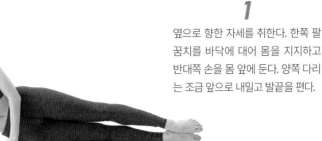

1

옆으로 향한 자세를 취한다. 한쪽 팔꿈치를 바닥에 대어 몸을 지지하고 반대쪽 손을 몸 앞에 둔다. 양쪽 다리는 조금 앞으로 내밀고 발끝을 편다.

몸이 흔들리는 사람은 발목을 굽히거나 발을 앞으로 조금 내밀어도 좋다.

2

위쪽 다리를 들어 허리 너비만큼 벌린다.

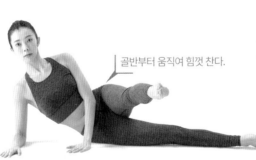

골반부터 움직여 힘껏 찬다.

3

숨을 들이마시면서 위쪽 다리를 앞으로 뻗는다.

4

숨을 내쉬면서 앞으로 뻗은 다리를 뒤로 뻗는다: 3과 4를 5회 반복하고 반대쪽도 똑같이 한다.

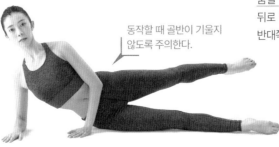

동작할 때 골반이 기울지 않도록 주의한다.

벽을 이용한 자세

바로 누운 자세

엎드린 자세

옆으로 향한 자세

네발기기 자세

앉은 자세

선 자세

CLASSICAL

23
사이드 킥 프론트 백

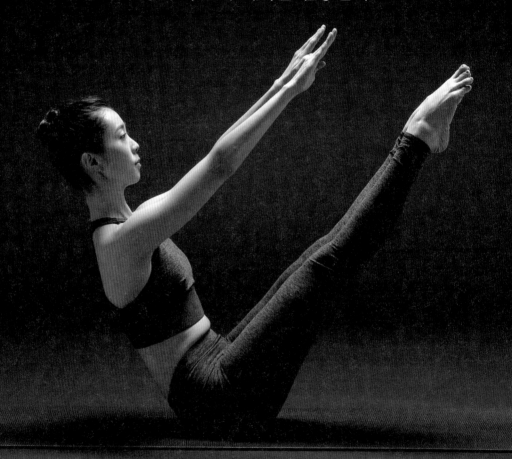

24

티저

TEASER

몸이 흔들리지 않게 복근에 의식을 집중한다

엉덩이로 균형을 잡으면서 팔과 다리를 평행하게 든다.
배에 힘을 꽉 줘 몸의 안정적인 위치를 찾는다.

CHECK POINT

- ☐ 복부(코어)의 안정성을 유지하고 있는가?
- ☐ 몸이 흔들리진 않는가?
- ☐ 팔과 다리를 천천히 올리고 있는가?

관련 필라테스
- 펠빅 틸트 ▶▶ P.30
- 힙 리프트 ▶▶ P.56
- 레그 로워 ▶▶ P.58

벽을 이용한 자세

바로 누운 자세

엎드린 자세

옆으로 향한 자세

네발기기 자세

앉은 자세

선 자세

CLASSICAL

1

등을 바닥에 대고 바로 눕는다. 양팔은 옆으로 벌리고 손바닥은 위를 향하도록 한다. 발끝을 펴고 <u>숨을 들이마시며 준비</u> 한다.

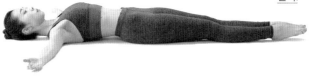

2

<u>숨을 내쉬면서</u> 양팔을 아래에서 위로 퍼 올리듯 앞쪽으로 뻗는다. 동시에 머리, 어깨 순으로 바닥에서 뗀 다음 다리를 바닥 에서 뗀다.

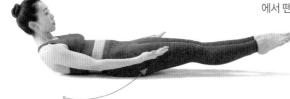

두 손바닥이 안쪽으로 마주 보게 하면 배에 힘을 주기 쉽다. 손바닥을 아래로 향하게 하면 팔의 신장을 느끼기 쉽다.

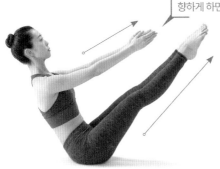

3

계속해서 <u>숨을 모두 내쉬면서</u> 상체를 들 어 올려 양팔과 양다리가 평행하도록 앞 으로 비스듬히 뻗는다. 다시 숨을 들이마 시고, 숨을 모두 내쉬면서 반대로 움직여 1로 돌아간다. 5회 반복한다.

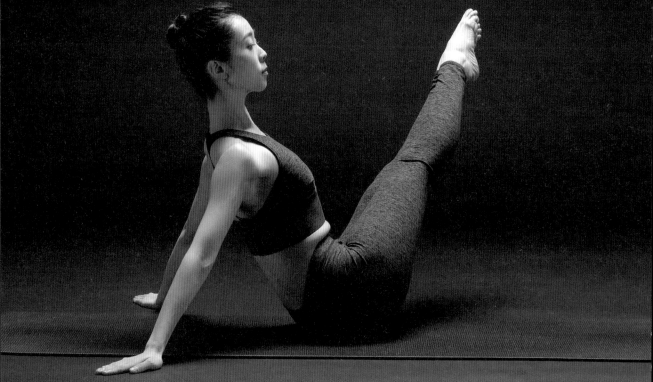

신체 축(척추)을 움직이지 않고 명치부터 다리를 둥글게 돌린다.
무엇보다 몸의 안정성을 유지하는 것이 관건이다.

CHECK POINT

■ 신체 축(척추)이 흔들리진 않는가?
■ 복부(코어)의 안정성을 유지하고 있는가?
■ 다리를 부드럽게 움직이고 있는가?

관련 필라테스
● 힙 리프트 ▶▶ P.56
● 틱택 ▶▶ P.116
● 리버스 플랭크 ▶▶ P.118

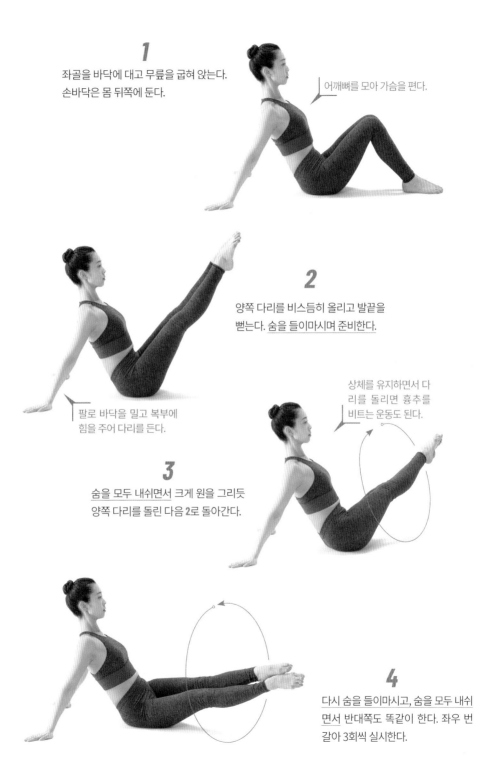

1
좌골을 바닥에 대고 무릎을 굽혀 앉는다.
손바닥은 몸 뒤쪽에 둔다.

어깨뼈를 모아 가슴을 편다.

2
양쪽 다리를 비스듬히 올리고 발끝을
뻗는다. 숨을 들이마시며 준비한다.

팔로 바닥을 밀고 복부에
힘을 주어 다리를 든다.

상체를 유지하면서 다
리를 돌리면 흉추를
비트는 운동도 된다.

3
숨을 모두 내쉬면서 크게 원을 그리듯
양쪽 다리를 돌린 다음 **2**로 돌아간다.

4
다시 숨을 들이마시고, 숨을 모두 내쉬
면서 반대쪽도 똑같이 한다. 좌우 번
갈아 3회씩 실시한다.

벽을 이용한 자세

바로 누운 자세

엎드린 자세

옆으로 향한 자세

네발기기 자세

앉은 자세

선 자세

CLASSICAL

25
힙
서
클

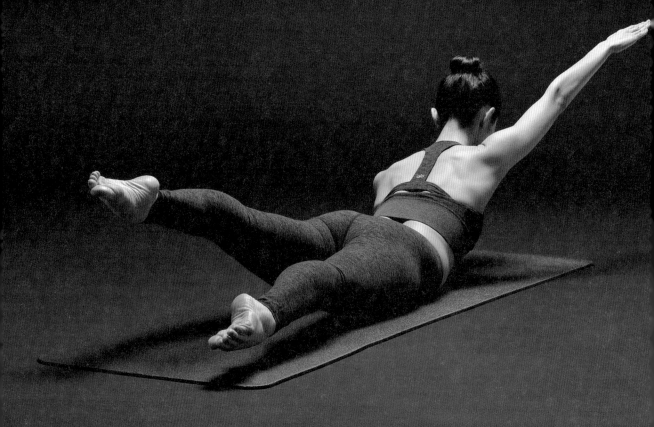

26
스위밍
SWIMMING

팔과 다리의 신장을 느끼면서 수영하듯 움직인다

팔과 다리를 리드미컬하게 움직이며 등 근육을 사용해 운동한다.
전신의 근육을 균형 있게 사용할수록 멋진 동작이 완성된다.

CHECK POINT
- ■ 치골을 바닥에 밀어붙였는가?
- ■ 복부(코어)에 힘을 주고 있는가?
- ■ 척추의 신장을 의식하고 있는가?

관련 필라테스
- 스노클링 ▶▶ P.64
- 힙 익스텐션 ▶▶ P.70
- 프리 스위밍 ▶▶ P.74

벽을 이용한 자세

바로 누운 자세

엎드린 자세

옆으로 향한 자세

네발 기기 자세

앉은 자세

선 자세

CLASSICAL

26 스위밍

1

엎드려 눕는다. 양팔을 귀 옆으로 뻗는다.

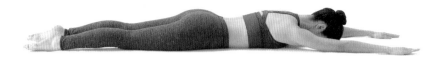

2

양팔과 양다리를 바닥에서 띄운다.

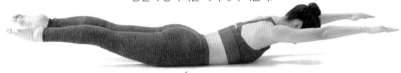

치골을 바닥에 밀어붙이고 등 근육을
사용해 다리를 들어 올린다.

3

'스스스스' 하고 4초 숨을 들이마시는 리
듬에 맞춰 팔과 다리를 파닥파닥 번갈아
움직인 다음, 다시 '하하하하' 하고 4초 숨
을 내쉬는 리듬에 맞춰 동일하게 움직인
다. 동작을 5회 실시한다.

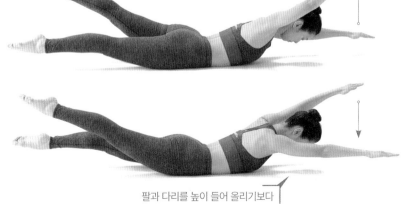

팔과 다리를 높이 들어 올리기보다
멀리 뻗는다.

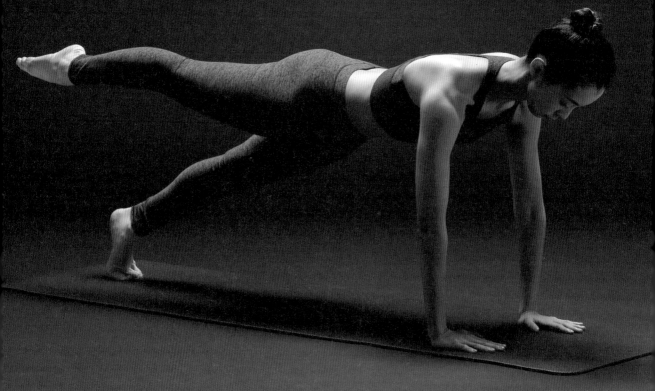

27
레그 풀 프론트
LEG PULL FRONT

판자처럼 몸을 딱딱한 자세로 유지한다

팔로 몸을 단단히 지탱하고 자세를 유지하면서 다리를 번갈아 들어 올린다.
복부(코어)로 몸을 지지하는 감각에 집중하며 실시한다.

CHECK POINT
- [ ] 자세가 안정적인가?
- [ ] 팔로 몸을 지탱하고 있는가?
- [ ] 다리를 올릴 때 허리를 젖히진 않는가?

관련 필라테스
- 힙 익스텐션 ▶▶ P.70
- 플랭크 ▶▶ P.72
- 도그 피 ▶▶ P.104

벽을 이용한 자세

바로 누운 자세

엎드린 자세

옆으로 향한 자세

네발 기기 자세

앉은 자세

선 자세

CLASSICAL

27 레그 풀 프론트

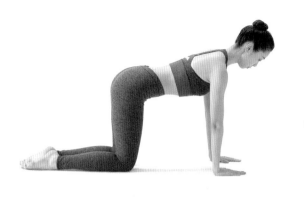

1

네발 기기 자세를 한다.

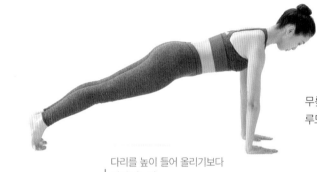

2

무릎을 완전히 펴 몸이 일직선을 이루도록 한다.

다리를 높이 들어 올리기보다 멀리 뻗는다.

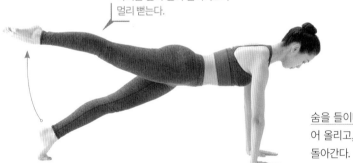

3

숨을 들이마시면서 한쪽 다리를 들어 올리고, 숨을 모두 내쉬면서 **2**로 돌아간다.

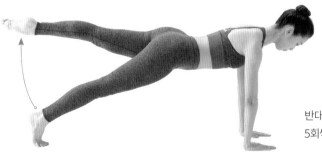

4

반대쪽도 똑같이 하고 좌우 번갈아 5회씩 실시한다.

193

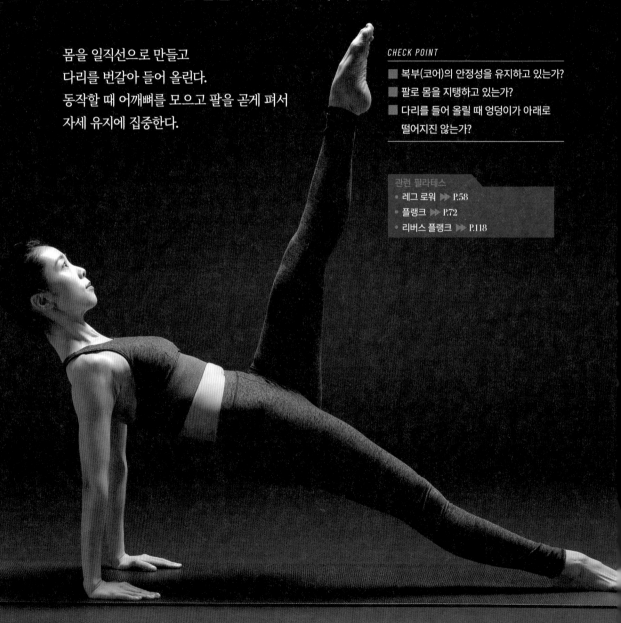

28
레그 풀
LEG PULL

고관절을 기점으로 다리만 업!

몸을 일직선으로 만들고
다리를 번갈아 들어 올린다.
동작할 때 어깨뼈를 모으고 팔을 곧게 펴서
자세 유지에 집중한다.

CHECK POINT

☐ 복부(코어)의 안정성을 유지하고 있는가?
☐ 팔로 몸을 지탱하고 있는가?
☐ 다리를 들어 올릴 때 엉덩이가 아래로
떨어지진 않는가?

관련 필라테스
• 레그 로워 ▶▶ P.58
• 플랭크 ▶▶ P.72
• 리버스 플랭크 ▶▶ P.118

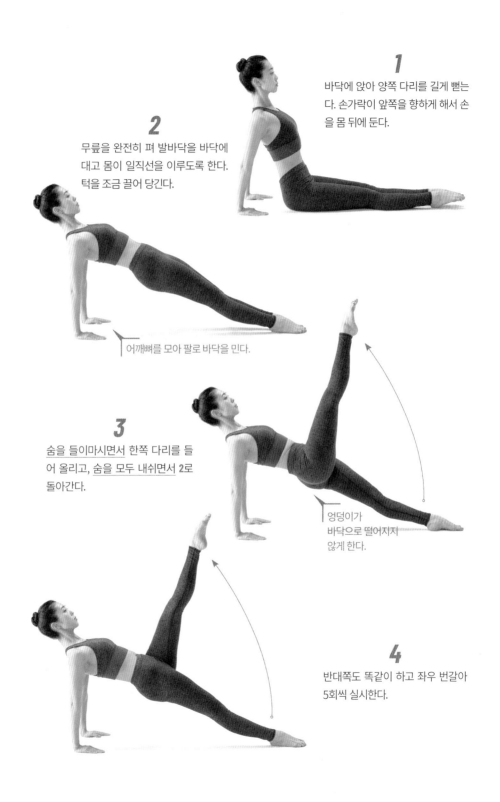

1

바닥에 앉아 양쪽 다리를 길게 뻗는다. 손가락이 앞쪽을 향하게 해서 손을 몸 뒤에 둔다.

2

무릎을 완전히 펴 발바닥을 바닥에 대고 몸이 일직선을 이루도록 한다. 턱을 조금 끌어 당긴다.

어깨뼈를 모아 팔로 바닥을 민다.

3

숨을 들이마시면서 한쪽 다리를 들어 올리고, 숨을 모두 내쉬면서 **2**로 돌아간다.

엉덩이가 바닥으로 떨어지지 않게 한다.

4

반대쪽도 똑같이 하고 좌우 번갈아 5회씩 실시한다.

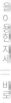

벽을 이용한 자세

바로 누운 자세

엎드린 자세

옆으로 향한 자세

네발기기 자세

앉은 자세

선 자세

CLASSICAL

28 레그풀

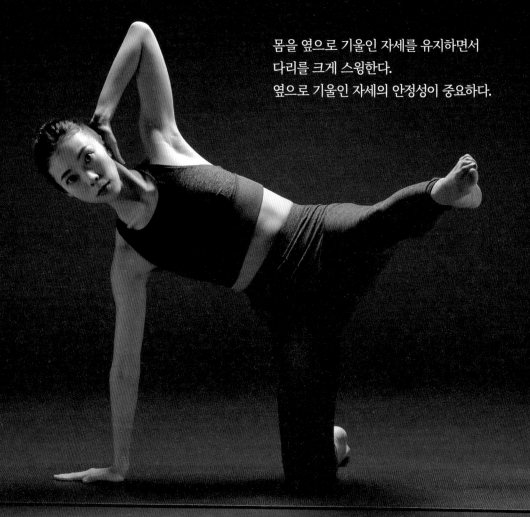

29
사이드 킥 닐링
SIDE KICK KNEELING

무릎을 축으로 다리를 시계추처럼 움직인다

몸을 옆으로 기울인 자세를 유지하면서
다리를 크게 스윙한다.
옆으로 기울인 자세의 안정성이 중요하다.

CHECK POINT

- ■ 복부(코어)의 안정성을 유지하고 있는가?
- ■ 무릎으로 몸을 지탱하고 있는가?
- ■ 고관절을 움직이고 있는가?

관련 필라테스
- 클램 ▶▶ P.76
- 파세 ▶▶ P.80
- 사이드 플랭크 ▶▶ P.86

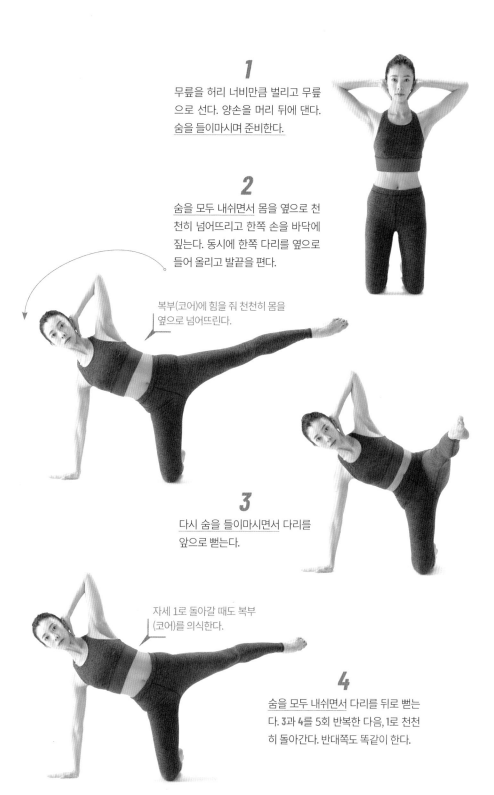

1

무릎을 허리 너비만큼 벌리고 무릎
으로 선다. 양손을 머리 뒤에 댄다.
숨을 들이마시며 준비한다.

2

숨을 모두 내쉬면서 몸을 옆으로 천
천히 넘어뜨리고 한쪽 손을 바닥에
짚는다. 동시에 한쪽 다리를 옆으로
들어 올리고 발끝을 편다.

복부(코어)에 힘을 줘 천천히 몸을
옆으로 넘어뜨린다.

3

다시 숨을 들이마시면서 다리를
앞으로 뻗는다.

자세 1로 돌아갈 때도 복부
(코어)를 의식한다.

4

숨을 모두 내쉬면서 다리를 뒤로 뻗는
다. **3**과 **4**를 5회 반복한 다음, **1**로 천천
히 돌아간다. 반대쪽도 똑같이 한다.

엎드려 누운 자세

바로 누운 자세

엎드린 자세

옆으로 향한 자세

너벌가기 자세

앉은 자세

선 자세

CLASSICAL

29
사
이
드
킥
닐
링

30

사이드 밴드

SIDE BEND

아치를 그리듯 움직여 몸 바깥쪽을 스트레칭한다

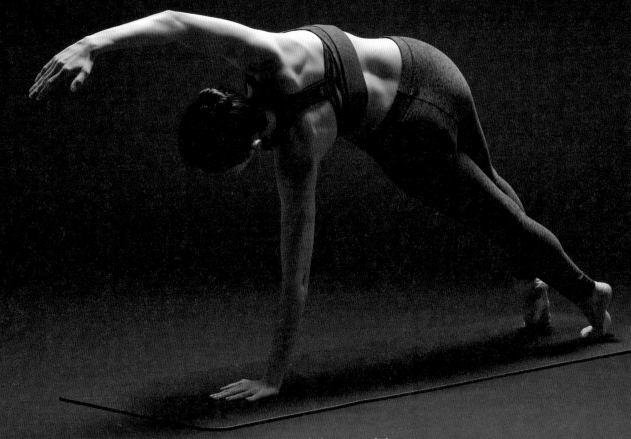

팔 하나로 몸을 지지하고 좌우로 당기듯 몸 바깥쪽을 늘인다.
팔에 힘을 주고 기분 좋게 스트레칭한다.

CHECK POINT

■ 몸 바깥쪽을 늘이고 있는가?
■ 팔로 몸을 지탱하고 있는가?
■ 복부(코어)의 안정성을 유지하고 있는가?

관련 필라테스
• 사이드 로테이션 ▶▶ P.88
• 다이얼 무브먼트 ▶▶ P.106
• 시티드 머메이드 ▶▶ P.110

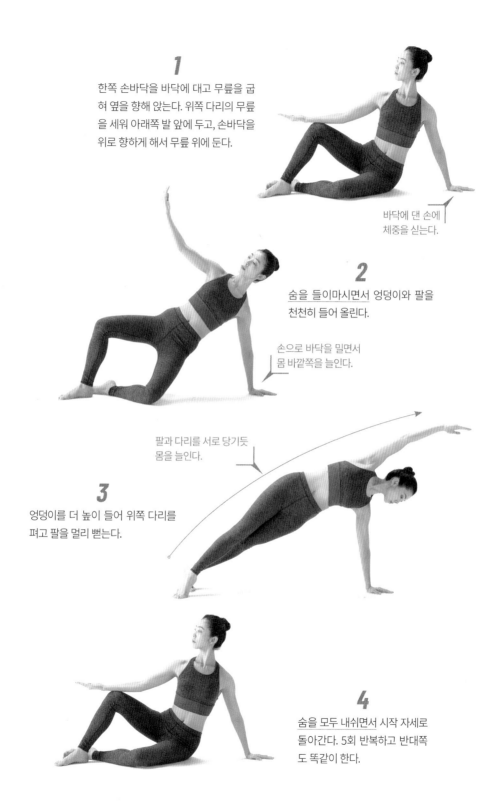

1

한쪽 손바닥을 바닥에 대고 무릎을 굽혀 옆을 향해 앉는다. 위쪽 다리의 무릎을 세워 아래쪽 발 앞에 두고, 손바닥을 위로 향하게 해서 무릎 위에 둔다.

바닥에 댄 손에 체중을 싣는다.

2

숨을 들이마시면서 엉덩이와 팔을 천천히 들어 올린다.

손으로 바닥을 밀면서 몸 바깥쪽을 늘인다.

팔과 다리를 서로 당기듯 몸을 늘인다.

3

엉덩이를 더 높이 들어 위쪽 다리를 펴고 팔을 멀리 뻗는다.

4

숨을 모두 내쉬면서 시작 자세로 돌아간다. 5회 반복하고 반대쪽도 똑같이 한다.

벽을 이용한 자세

바로 누운 자세

엎드린 자세

옆으로 향한 자세

네발기기 자세

앉은 자세

선 자세

CLASSICAL

30 사이드 밴드

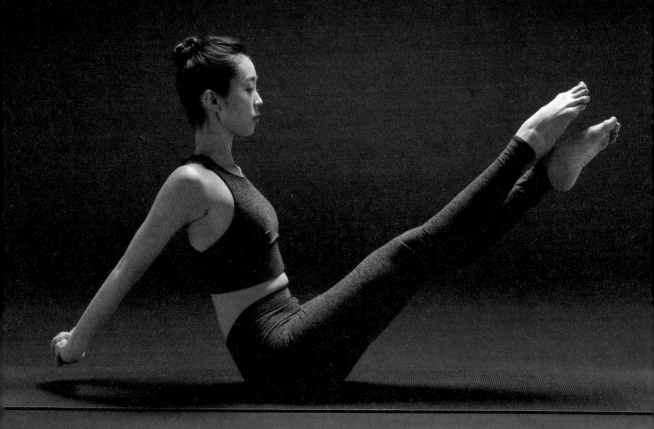

31

부메랑

BOOMERANG

부메랑처럼 몸의 방향을 바꾼다

척추의 유연성과 복부(코어) 강화, 균형 감각 향상 등
강한 몸 만들기에 필요한 요소들로 결합된 운동이다.

CHECK POINT

- 척추뼈를 하나하나 의식하고 있는가?
- 등의 신장을 느끼고 있는가?
- 자세가 안정적인가?

관련 필라테스
- 스몰 로킹 ▶▶ P.40
- 레그 로워 ▶▶ P.58
- 프리 스파인 스트레치 ▶▶ P.112

벽을 이용한 자세

바로 누운 자세

엎드린 자세

옆으로 향한 자세

네발기기 자세

앉은 자세

선 자세

1

좌골을 바닥에 대고 앉아 다리를 교차해서 뻗는다. 양손은 몸 옆에 둔다. <u>숨을 들이마시며 준비한다.</u>

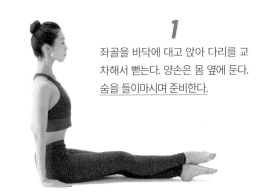

2

<u>숨을 모두 내쉬면서</u> 치골부터 서서히 골반을 들어 올려 다리를 머리 쪽으로 뻗고, 그대로 다리를 반대로 교차한다.

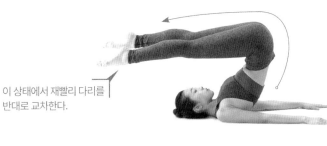

이 상태에서 재빨리 다리를 반대로 교차한다.

팔로 바닥을 밀어 몸을 안정화시킨다.

3

<u>다시 숨을 들이마시면서</u> 다리를 내림과 동시에 상체를 들고 엉덩이로 균형을 잡는다. 양팔은 뒤로 뻗어 깍지 낀다.

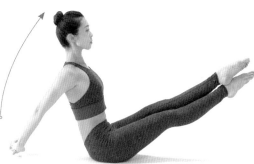

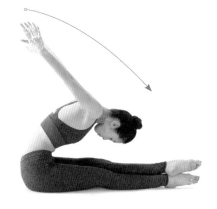

4

<u>숨을 모두 내쉬면서</u> 다리를 바닥에 댄다. 동시에 몸을 앞으로 숙이면서 깍지를 풀어 팔을 들어 올린다. <u>숨을 들이마시면서</u> 팔을 뒤에서 앞으로 돌려 1로 돌아간다. 6회 반복한다.

32
씰
SEAL

발바닥을 맞대고 물개처럼 박수친다

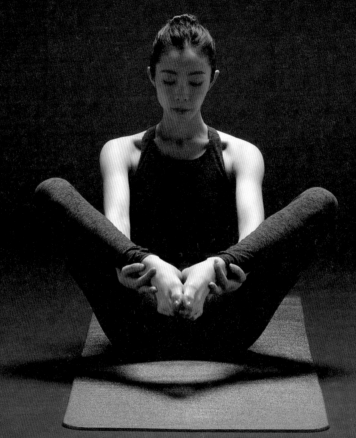

척추를 둥글게 말아 그대로 뒤쪽으로 구른다.
복부(코어)에 힘을 줘 안정적인 상태에서 발을 맞댄다.

CHECK POINT

- 등의 커브를 계속 유지하고 있는가?
- 부드럽게 구르고 있는가?
- 고관절을 벌리고 있는가?

관련 필라테스
- 스네이킹 ▶▶ P.28
- 스몰 로킹 ▶▶ P.40
- 힙 리프트 ▶▶ P.56

벽을 이용한 자세

바로 누운 자세

엎드린 자세

옆으로 향한 자세

네 발 기 기 자세

앉은 자세

선 자세

CLASSICAL

32
씰

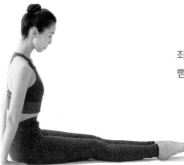

1

좌골을 바닥에 대고 앉아 다리를 쭉 뻗는다. 양손은 몸 옆에 둔다.

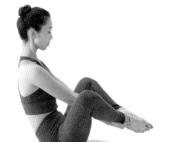

2

무릎을 굽혀 바깥쪽으로 벌리고 양쪽 발바닥을 맞대어 바닥에서 띄운다. 양손은 다리 사이로 넣어 발목 아래를 잡는다.

고관절을 바깥쪽으로 벌린 채 유지한다.

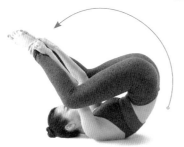

3

숨을 들이마시면서 등을 조금씩 뒤로 당겨 둥글게 말고 어깨뼈 부위까지 뒤쪽으로 구른다.

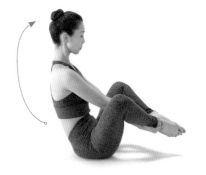

4

숨을 모두 내쉬면서 상체를 굴러 일으킨 다음 등을 펴고 발바닥으로 박수치듯 '팡팡팡' 3회 맞부딪친다. 3과 4를 5회 반복한다.

33
크랩
CRAB

둥글게 만 몸이 풀리지 않게 한다

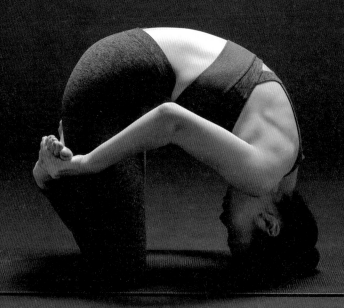

등을 완전히 구부리고 양발을 밀착시킨다.
이 상태로 구를 수 있는지 여부로 신체 조절 능력을 시험할 수 있다.

CHECK POINT

- ■ 등의 커브를 계속 유지하고 있는가?
- ■ 부드럽게 구르고 있는가?
- ■ 움직임을 조절할 수 있는가?

⚠ 목이나 척추가 불안정한 사람과 고령자는 무리해서 하지 않는다.

관련 필라테스
- 스몰 로킹 ▶▶ P.40
- 클라임 어 트리 ▶▶ P.46
- 프리 스파인 스트레치 ▶▶ P.112

벽을 이용한 자세

바로 누운 자세

엎드린 자세

옆으로 향한 자세

네 발 기기 자세

앉은 자세

선 자세

CLASSICAL

33
크랩

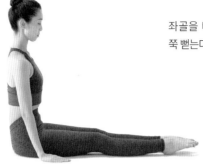

1

좌골을 바닥에 대고 앉아 양쪽 다리를 쭉 뻗는다. 양손은 몸 옆에 둔다.

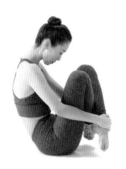

2

무릎을 굽히면서 다리를 교차한 다음, 양손으로 발등을 잡고 끌어안듯 가슴 쪽으로 당긴다. 목은 가볍게 굽힌다.

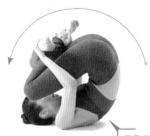

3

숨을 들이마시면서 등을 둥글게 말고 어깨뼈 부위까지 뒤쪽으로 구른다.

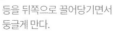
등을 뒤쪽으로 끌어당기면서 둥글게 만다.

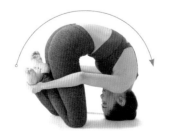

4

숨을 모두 내쉬면서 상체를 굴러 일으키고 그대로 앞으로 굴러 무릎과 머리 정수리 부위를 바닥에 댄다. 머리를 세게 부딪히지 않게 주의하고, 다시 숨을 들이마시면서 **3**으로 돌아가 다리를 반대로 교차한다. **3**과 **4**를 6회 반복한다.

34
로킹
ROCKING

등에 큰 공을 얹은 것처럼 자세를 잡는다

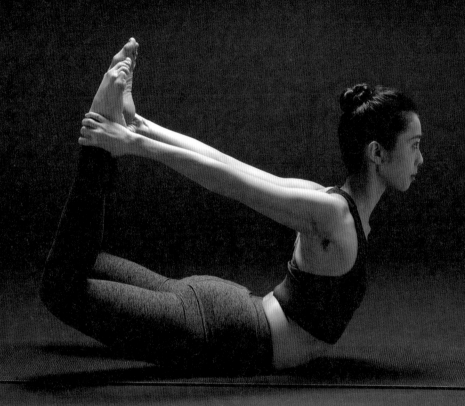

몸 앞쪽을 최대한 활짝 펴 요람 같은 자세로
복부(코어)의 안정성을 유지하며 몸을 흔든다.

CHECK POINT

■ 어깨뼈를 모으고 있는가?

■ 허리를 무리해서 젖히진 않았는가?

■ 몸 앞쪽을 폈는가?

⚠ 허리가 불안정한 사람과 고령자는 무리해서 하지 않는다.

관련 필라테스
• 다운 스트레치 ▶▶ P.98
• 스콜피온 ▶▶ P.102
• 타이 스트레치 ▶▶ P.120

1

엎드려 누워서 양팔을 몸 옆으로
뻗는다.

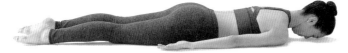

2

무릎을 굽히고 양손으로 양발을 잡아
끌어당긴다.

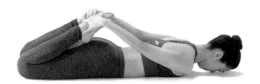

3

숨을 들이마시면서 머리와 상체를 들
어 올린다. 얼굴은 정면을 향한다.

허리를 젖히지 말고 가슴과 배,
고관절을 늘리는 느낌으로, 팔
과 다리를 서로 당긴 채 자세를
유지한다.

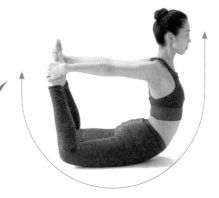

4

숨을 모두 내쉬면서 상체를 앞으로 구
른 다음, 다시 숨을 들이마시면서 **3**으
로 돌아간다. **3**과 **4**를 5회 반복한다.

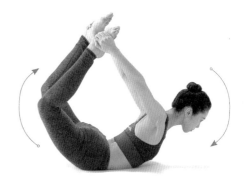

벽을 이용한 자세

바로 누운 자세

엎드린 자세

옆으로 향한 자세

네 발 기기 자세

앉은 자세

선 자세

CLASSICAL

34
로킹

컨트롤 발란스

CONTROL BALANCE

천장을 터치하듯 다리를 높게!

거꾸로 선 듯한 자세에서 균형을 잡고
조절하면서 다리를 바꾼다.
한쪽 다리를 높이 들어 올리는 데
신경을 집중한다.

CHECK POINT

- 등 위쪽 부위와 머리를 바닥에 밀어붙이고 있는가?
- 발끝을 멀리 뻗었는가?
- 척추의 신장을 의식하고 있는가?

⚠ 머리나 척추가 불안정한 사람과 고령자는 무리해서 하지 않는다.

관련 필라테스
- 스몰 로킹 ▶▶ P.40
- 클라임 어 트리 ▶▶ P.46
- 힙 리프트 ▶▶ P.56

1

등을 바닥에 대고 바로 눕는다. 양팔은 길게 뻗어 손바닥을 바닥에 대고 양쪽 다리를 쭉 뻗는다.

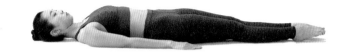

2

치골부터 천천히 골반을 들어 올려 다리를 머리 방향으로 뻗고 발끝을 바닥에 붙인다. 양손을 양발에 갖다 댄다.

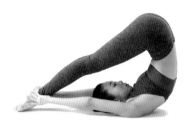

3

숨을 들이마시고, 숨을 모두 내쉬면서 한쪽 다리를 위로 들어 올린다. 양손은 바닥에 대고 있는 발에 댄다.

등을 위아래로 당기는 느낌.

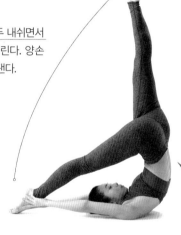

균형을 잡으면서 바꾼다.

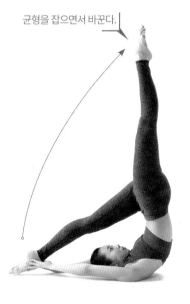

4

다시 숨을 들이마시고, 숨을 모두 내쉬면서 좌우 다리를 바꾼다. 3과 4를 6회 반복한다.

벽을 이용한 자세

바로 누운 자세

엎드린 자세

옆으로 향한 자세

네발기기 자세

앉은 자세

선 자세

CLASSICAL

35 컨트롤 발란스

36
푸쉬 업
PUSH UP

몸이 통나무가 된 것처럼 움직인다

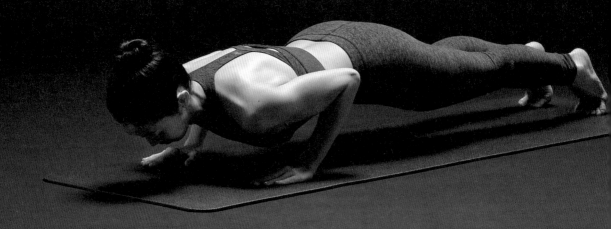

몸을 앞으로 숙이면서 플랭크 자세를 잡아 엎드려 뻗친다.
가슴 근육(대흉근)과 복부(코어) 강화에도 최고!

CHECK POINT

- 손이 어깨 바로 밑에 있는가?
- 자세가 안정적인가?
- 팔을 굽혔을 때 팔꿈치가 벌어져 있진 않은가?

관련 필라테스
- 플랭크 ▶▶ P.72
- 다운 스트레치 ▶▶ P.98
- 하프 롤 다운 ▶▶ P.132

벽을 이용한 자세

바로 누운 자세

엎드린 자세

옆으로 향한 자세

네발 기기 자세

앉은 자세

선 자세

CLASSICAL

36 푸쉬업

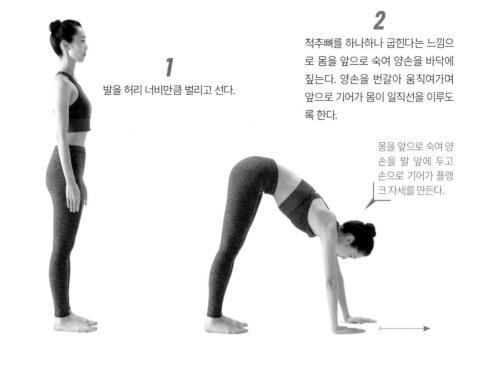

1

발을 허리 너비만큼 벌리고 선다.

2

척추뼈를 하나하나 굽힌다는 느낌으로 몸을 앞으로 숙여 양손을 바닥에 짚는다. 양손을 번갈아 움직여가며 앞으로 기어가 몸이 일직선을 이루도록 한다.

몸을 앞으로 숙여 양손을 발 앞에 두고 손으로 기어가 플랭크 자세를 만든다.

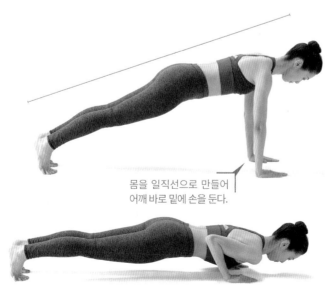

3

숨을 들이마시면서 옆구리를 수축해 팔을 굽힌 다음, 숨을 내쉬면서 팔을 편다. 팔굽혀펴기를 3회 반복한 다음, **2**와 반대로 움직여 **1**로 돌아간다. 동작을 3회 실시한다. 팔굽혀펴기 횟수는 두 번째 동작 시엔 2회, 세 번째 동작 시엔 1회를 하고 **1**로 돌아간다.

몸을 일직선으로 만들어 어깨 바로 밑에 손을 둔다.

211

기구 필라테스에 대하여

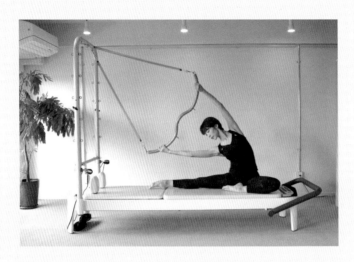

조셉 필라테스가 고안한 운동은 '매트 필라테스'뿐만이 아닙니다. 그는 다양한 기구를 창안하여 운동에 이용했습니다. '기구 필라테스'에 사용되는 '리포머', '캐딜락', '타워'(위 사진)는 대표적인 베드형 기구입니다. 이러한 기구들은 제2차 세계대전 중에 그가 강제수용 당했을 때 누워만 있어야 하는 환자의 재활을 위해 침대에 스프링을 이용해 만든 것이 시초였습니다.

국내에는 아직 잘 알려져 있진 않지만, 미국에서는 기구 필라테스가 주류입니다. 기구를 사용하면 자신의 불량한 자세 습관을 알아차리기 쉽다는 특징이 있습니다. 매트 필라테스는 자신의 몸을 스스로 조절해야 하지만, 기구 필라테스는 기구가 동작을 올바른 방향으로 유도해주기 때문에 효과가 확실합니다. 자기 몸에 맞춰 부하를 조정할 수 있기에 초급자부터 상급자까지 두루 사용할 수 있으니 기회가 된다면 꼭 한번 해보시길 바랍니다.

4

목적별
필라테스 프로그램
Program by purpose

프리 필라테스와 클래시컬 필라테스에서
엄선하여 조합한 5가지 운동 프로그램을 소개합니다.
쫓아가는 데 급급하지 말고
동작 하나하나에 집중하면서 해보세요.

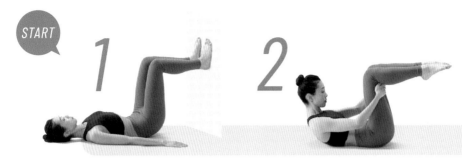

START

1

펠빅 틸트

▶ **P.30**

2

스몰 로킹

▶ **P.40**

PROGRAM 1

초급자용
프로그램

10~15분

필라테스를 처음 하는 사람은
우선 여기서부터 스타트.
8가지 운동으로 몸을 깨우자.
바른 자세를 의식해서 하면
현재 몸 상태를 알 수 있다.

8

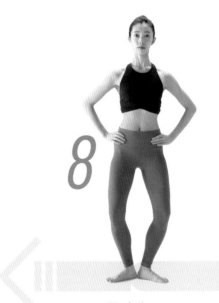

플리에

▶ **P.124**

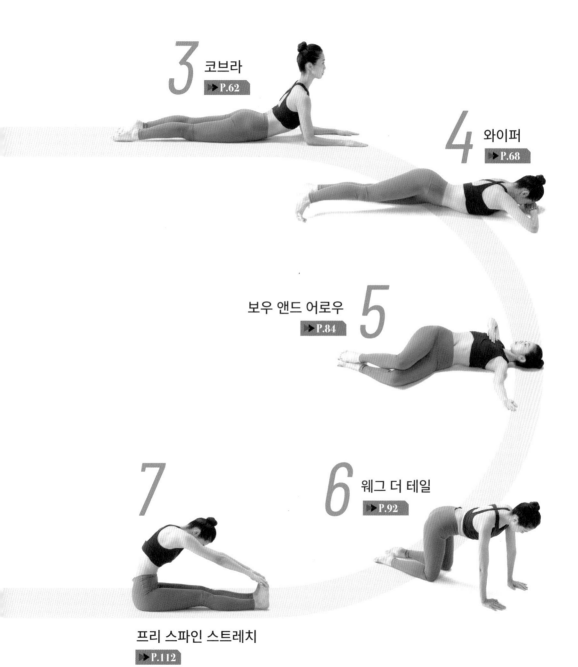

3 코브라 ▶P.62

4 와이퍼 ▶P.68

보우 앤드 어로우 ▶P.84 5

7

6 웨그 더 테일 ▶P.92

프리 스파인 스트레치 ▶P.112

자세 개선
프로그램

10~15분

흉추후만, 요추전만 등
자세가 나쁜 사람에게 추천한다.
바른 자세로 되돌리기 위해
척추를 움직이는 운동을 중심으로 하자.

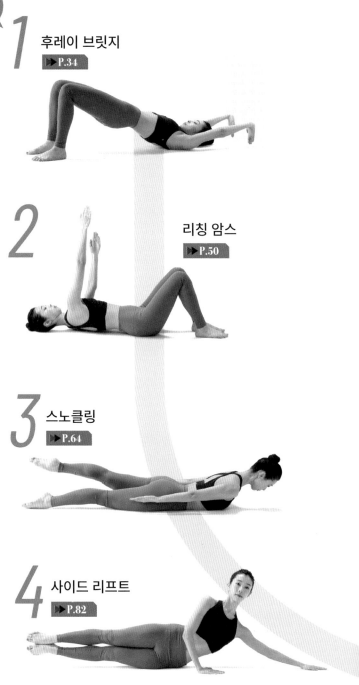

START

1 후레이 브릿지
▶ **P.34**

2 리칭 암스
▶ **P.50**

3 스노클링
▶ **P.64**

4 사이드 리프트
▶ **P.82**

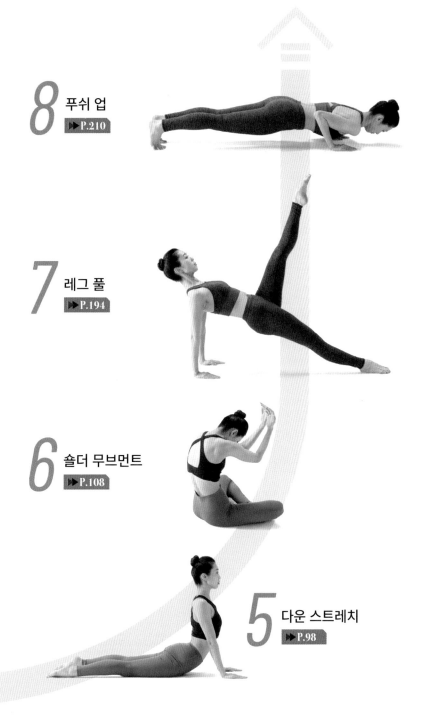

8 푸쉬 업
▶ P.210

7 레그 풀
▶ P.194

6 숄더 무브먼트
▶ P.108

5 다운 스트레치
▶ P.98

요통 예방
프로그램

10~15분

요통은 평소 신체 동작이나
사용 습관의 영향을 받는다.
척추나 고관절의 움직임,
복부(코어)의 사용법을
의식한 운동을 통해
건강한 허리를 만들자.

START

1 스네이킹
▶ P.28

2 니 스웨이
▶ P.52

3 헤드 롤 업
▶ P.42

4 와이퍼
▶ P.68

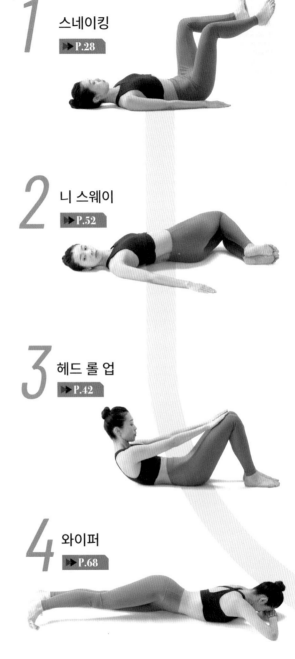

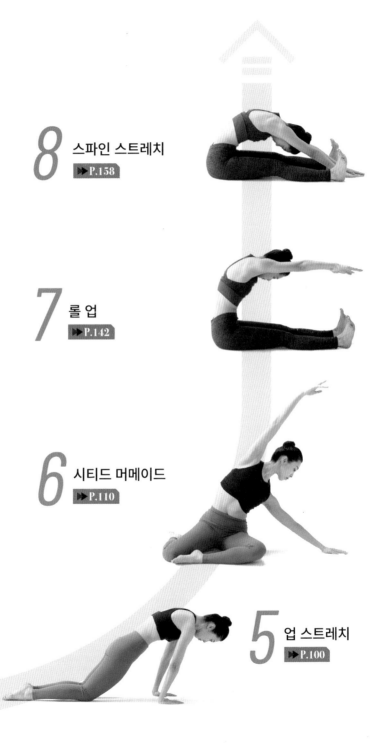

뱃살 빼기
프로그램

10~15분

여분의 지방은 움직이지 않는
부위에 축적된다.
늘어진 뱃살이 신경 쓰이는 사람은
배를 움직이는 운동을
집중적으로 하면 효과적이다.

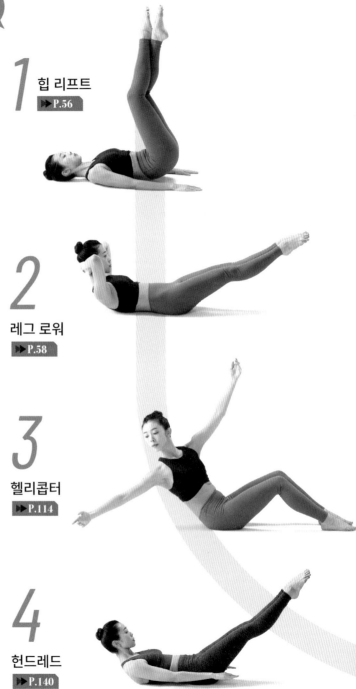

START

1 힙 리프트
▶▶ P.56

2 레그 로워
▶▶ P.58

3 헬리콥터
▶▶ P.114

4 헌드레드
▶▶ P.140

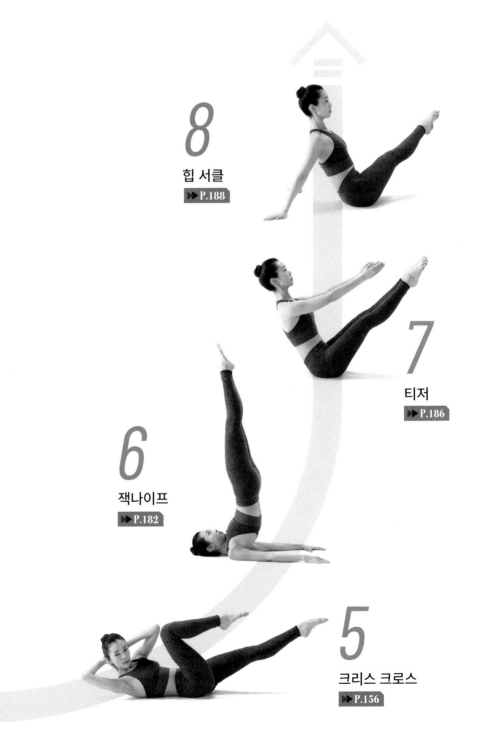

8

힙 서클
▶▶ **P.188**

7

티저
▶▶ **P.186**

6

잭나이프
▶▶ **P.182**

5

크리스 크로스
▶▶ **P.156**

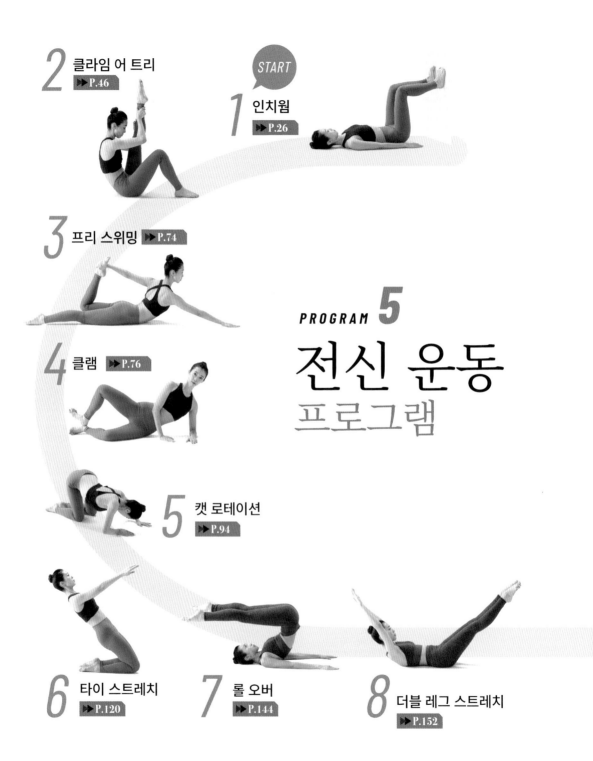

2 클라임 어 트리 ▶P.46

START

1 인치웜 ▶P.26

3 프리 스위밍 ▶P.74

PROGRAM 5

전신 운동
프로그램

4 클램 ▶P.76

5 캣 로테이션 ▶P.94

6 타이 스트레치 ▶P.120

7 롤 오버 ▶P.144

8 더블 레그 스트레치 ▶P.152

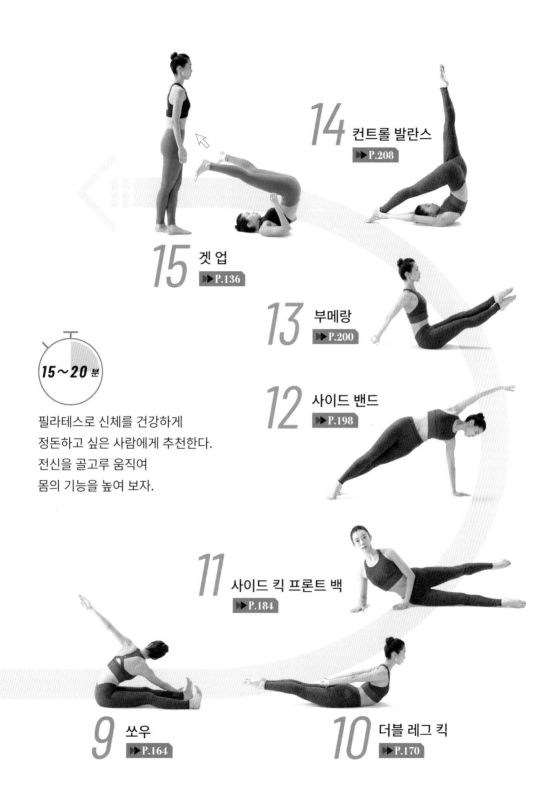

14 컨트롤 발란스
▶P.208

15 겟 업
▶P.136

13 부메랑
▶P.200

15~20 분

필라테스로 신체를 건강하게
정돈하고 싶은 사람에게 추천한다.
전신을 골고루 움직여
몸의 기능을 높여 보자.

12 사이드 밴드
▶P.198

11 사이드 킥 프론트 백
▶P.184

9 쏘우
▶P.164

10 더블 레그 킥
▶P.170

바른자세
홈필라테스
92

1판 1쇄 | 2022년 2월 21일
지 은 이 | 스가하라 준지
옮 긴 이 | 장 하 나
발 행 인 | 김 인 태
발 행 처 | 삼호미디어
등   록 | 1993년 10월 12일 제21-494호
주   소 | 서울특별시 서초구 강남대로 545-21 거림빌딩 4층
          www.samhomedia.com
전   화 | (02)544-9456(영업부) / (02)544-9457(편집기획부)
팩   스 | (02)512-3593

ISBN 978-89-7849-651-3 (13510)

Copyright 2022 by SAMHO MEDIA PUBLISHING CO.